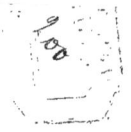

DE LA

CACHEXIE PACHYDERMIQUE

(MYXŒDÈME DES AUTEURS ANGLAIS)

PAR

JOSEPH-ALEXANDRE GIMIÉ

DOCTEUR EN MÉDECINE

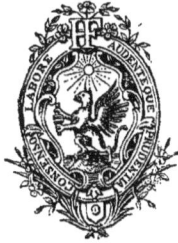

MONTPELLIER
IMPRIMERIE CENTRALE DU MIDI
(Hamelin Frères)

———

1883

DE LA

CACHEXIE PACHYDERMIQUE

(MYXŒDÈME DES AUTEURS ANGLAIS)

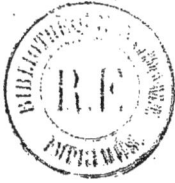

PAR

JOSEPH-ALEXANDRE GIMIÉ

DOCTEUR EN MÉDECINE

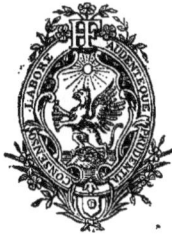

MONTPELLIER
IMPRIMERIE CENTRALE DU MIDI
(Hamelin Frères)

1883

A MON PÈRE ET A MA MÈRE

A MES SŒURS

A MES BEAUX-FRÈRES

JULES CABANES ET PIERRE ÉTIENNE

A MES COUSINS

PAUL GIMIÉ ET GABRIEL CROS-MAYRÉVIEILLE

A TOUS MES PARENTS

J. GIMIÉ

A M. BATTLE

Professeur agrégé à la Faculté de médecine de Montpellier

A MON AMI

M. LE PROFESSEUR AGRÉGÉ TÉDENAT

A MON AMI

M. LE PROFESSEUR AGRÉGÉ BLAISE

A MES MAITRES

J. GIMIÉ

A MON PRÉSIDENT DE THÈSE

M. MOITESSIER

Professeur de physique médicale à la Faculté de médecine de Montpellier

2

J. GIMIÉ

A M. RIVAL (DIEUDONNÉ)

> Merci de l'amitié que vous n'avez cessé de me témoigner et dont j'espère me montrer toujours digne.

A M. CASTETS

Doyen de la Faculté des lettres de Montpellier

> Il n'est pas de plus bel excès que celui de la reconnaissance.

A LA MÉMOIRE DE M. CASTEX

Officier de la Légion d'honneur, Médecin principal de 1re classe, directeur du service de santé du 16e corps d'armée

A MON EXCELLENT AMI

LE DOCTEUR F. LIGNON

A M. BLAISE (F.-Y.)

Secrétaire de la Faculté de médecine et de l'École de pharmacie

MEIS ET AMICIS

J. GIMIÉ

INTRODUCTION

L'état morbide que nous allons décrire est connu en Angleterre sous le nom de *myxœdème;* en France, sous celui de *cachexie pachydermique.* Sir William Gull, en 1873, attirant le premier l'attention sur cette maladie, l'appela *état crétinoïde,* survenu chez les femmes à l'état adulte. Il s'appuie, pour cette dénomination, sur l'autorité de Fagge et sur les recherches relatives au crétinisme sporadique en Angleterre. Il admet que la déformation du crétinisme se produit dans l'adolescence, sans avoir d'ailleurs constaté l'existence des masses graisseuses sus-claviculaires, que Fagge et Carling donnent comme caractéristique du crétinisme congénital. — En réalité, il ne s'agissait pas d'une espèce morbide nouvelle. Les faits identiques à ceux de Gull, peu nombreux d'ailleurs, avaient été rapportés en France sous le nom générique et vague de *dysarcie* ou de *polysarcie adipeuse.* A l'étranger, la cachexie pachydermique avait été confondue, soit avec la polysarcie, soit avec les œdèmes communs chroniques.

Olive, dans une revue publiée sur cette question, rappelle à ce sujet l'observation d'une pensionnaire de l'hospice de la Vieillesse, qui était devenue légendaire à force d'être montrée comme un échantillon type de la maladie.

Depuis, un nombre respectable de faits nouveaux ont été publiés,

particulièrement par les collections anglaises et françaises. L'Alle-
magne n'a produit aucune observation. L'origine de cette nouvelle forme
morbide est donc, à vrai dire, anglo-française. Il nous a paru intéressant de présenter dans une monographie l'ensemble des faits relatés
jusqu'à ce jour. Leur nombre est d'ores et déjà suffisant pour permettre
d'esquisser une étude clinique de la cachexie pachydermique. Attirer
l'attention sur les dernières observations publiées à l'étranger et dont
il n'a pas été rendu encore compte en France, résumer tout ce qui a
été fait sur la question et donner une description aussi complète que
possible de la cachexie pachydermique, tel a été notre but.

DE LA

CACHEXIE PACHYDERMIQUE

(MYXŒDÈME DES AUTEURS ANGLAIS)

ÉTIOLOGIE

L'étiologie de la cachexie pachydermique est encore très-obscure. Il est cependant un certain nombre de conditions qui paraissent avoir une influence incontestable sur le développement de la maladie.

Antécédents héréditaires.— Comme antécédents héréditaires, on a noté diverses formes d'aliénation mentale, l'apoplexie et d'autres accidents nerveux. Une seule fois l'affection a été héréditaire : il s'agit de l'observation de Francis Taylor, où la mère et la fille avaient été successivement atteintes. Les malades des observations III et VI de Morvan étaient parents éloignés.

Antécédents personnels. — Le rôle des affections diathésiques constitutionnelles est encore mal démontré. La scrofule, en particulier, ne paraît avoir aucun rapport avec la cachexie pachydermique. Morvan insiste sur ce fait que, dans un pays où la scrofule est commune, comme la basse Bretagne, il n'a noté qu'une seule fois la constitution scrofuleuse. Cependant, dans le cas rapporté par Blaise, la malade devint phthisique et avait présenté des accidents scrofuleux dans son enfance. Dans d'autres observations, la phthisie est également notée.

Age.— En ce qui concerne l'âge, on peut dire que la cachexie pachydermique est une maladie de l'âge adulte. Contrairement à la chlorose, qui apparaît surtout à l'époque de la puberté, la cachexie pachydermique ne se montre guère qu'après l'âge de trente ans. Cependant Charcot avait rencontré à Murviedo (Espagne) un petit mendiant atteint de l'affection. Quoi qu'il en soit, cette dernière paraît exceptionnelle chez l'enfant et excessivement rare après cinquante ans. Le plus grand nombre des malades de Morvan se groupe autour de l'âge critique. Sur 14 femmes, cet auteur en trouve 3 de vingt-deux à vingt-quatre ans, jeunes par conséquent ; 9 de trente-cinq à cinquante ans, c'est-à-dire oscillant autour de l'âge critique ; enfin 2 de cinquante-cinq à soixante-sept ans. Sa quinzième observation a trait à un homme de quarante-sept ans.

Sexe.—La cachexie pachydermique est beaucoup plus commune dans le sexe féminin que dans le sexe masculin. Gull pensait même que l'affection était propre à l'adulte et à la femme. Cependant Savage, Charcot, Bourneville et d'Olier, Th. Inglis, ont observé chacun un cas chez l'homme. Sur les 15 cas publiés par Morvan (de Lannilis), un seul se rapporte au sexe masculin. En résumé, il existe 32 observations de femmes et 4 d'hommes. Le fait de la fréquence de la maladie chez la femme a une grande importance. Y a-t-il un rapport entre la fonction cataméniale et le développement de la maladie ? C'est ce ce que nous allons examiner.

Fonction cataméniale. — Il est certain, comme l'a fait remarquer Morvan, que, si la maladie ne se rattache pas d'une façon exclusive à la fonction cataméniale, puisqu'on l'a observée sur quatre hommes et deux ou trois vieilles femmes, il n'en est pas moins vrai que cette fonction place l'économie dans des conditions favorables à son développement. On n'a encore observé aucun individu du sexe féminin qui ait été atteint avant l'établissement de la menstruation.

Morvan a vu 9 fois sur 14 la maladie survenir autour de l'âge critique. Dans deux cas, il y eut coïncidende exacte entre la disparition des règles et l'apparition du myxœdème, la ménopause étant survenue d'ailleurs à une époque prématurée (trente-cinq et trente-sept ans). Dans l'observation Iᵣₑ de Gull, il y eut aussi coïncidence entre l'apparition de la ménopause et celle de la maladie. Dans celle de Lattey, les menstrues cessèrent un an après le début.

Grossesses.— Dans beaucoup de cas, les femmes ont eu un nombre considérable de grossesses ou de fausses couches. Morvan a noté le chiffre minimum 3, le chiffre maximum 9, la moyenne étant 6 ¹/₂, juste le double de la moyenne pour le reste de la France. Mais il fait observer « que, nulle part ailleurs qu'en Bretagne, le précepte Croissez et multipliez n'est suivi avec plus de docilité. » Cependant nous ferons remarquer qu'une grande partie des observations anglaises relatent le même fait. Nous citerons en particulier la 2ᵐᵉ observation de Th. Inglis (huit enfants) et la première de Dyce Duckworth (neuf enfants et plusieurs fausses couches).

L'ensemble de toutes ces conditions pathogéniques, toutes relatives à l'existence de la femme, nous rend bien mieux compte de la plus grande fréquence de la maladie chez cette dernière que l'une seule quelconque d'entre elles, prise en particulier.

Impressions morales et nerveuses.— On les trouve invoquées par la plupart des auteurs : telles sont les chagrins, les émotions, les tracas domestiques, les fatigues prolongées et excessives. Il s'agit là de causes banales, agissant sur l'organisme en l'épuisant, comme l'*allaitement prolongé*, par exemple, qui, lui aussi, a été incriminé. Il me paraît difficile de prendre réellement au sérieux toutes ces données étiologiques.

Profession. — Toutes les observations de Morvan (une seule fait exception) se rapportent à des paysans, c'est-à-dire à des gens appartenant à une classe d'ouvriers exposés à toutes les variations atmosphériques, dont l'influence pathogénique paraît incontestable, ainsi que nous allons le voir. Il convient, toutefois, de faire remarquer qu'un nombre assez considérable des observations rapportées par les autres auteurs est en opposition avec cette influence professionnelle.

Climat, saisons, distribution géographique.—Un fait qui paraît assez bien établi, c'est l'influence du froid, et particulièrement du froid humide. La cachexie pachydermique paraît, en effet, beaucoup plus commune dans les climats froids et humides, comme la basse Bretagne et l'Angleterre. Le froid et surtout l'humidité sont, pour Morvan, les principaux facteurs du myxœdème. Il en trouve la preuve, non pas dans l'époque du début de la maladie, qui a le plus souvent échappé à son attention, mais dans ce fait constant, « que ses malades sont de véritables thermomètres. Elles accusent toutes les variations de température, montant en été, baissant en hiver. Nous les trouvons en hiver glacées, avec du larmoiement et un écoulement nasal excessif, avec des lèvres et des mains plus violacées encore qu'à l'ordinaire, avec un surcroît d'anasarque et de parésie, engourdies, pour ainsi dire, comme les animaux à sang froid dont elles vous donnent la sensation par le toucher. Mais vienne l'été, et la malade se dégèle ; elle recouvre tout ce qu'elle avait perdu. » Il est difficile d'admettre, ajoute l'auteur, que la température, dont l'action est si manifeste sur la marche de la maladie, n'ait pas eu la plus grande part dans son éclosion.

Comme le fait remarquer d'ailleurs Morvan, il y a une analogie frappante entre le climat de la basse Bretagne et celui de l'Angleterre. « Notre climat, à cette pointe du Finistère que nous habitons, sur le littoral de l'arrondissement de Brest, est des plus tempérés. La température, même en hiver, y descend rarement à la glace. Cela tient à la proximité de la mer, cette grande masse d'eau à température à peu près constante, et d'une mer que vient encore échauffer le courant du Gulf-Stream. Rien de doux comme notre climat, quand le vent souffle du sud ou du sud-ouest ; mais aussi rien de plus humide, de plus brumeux : c'est le climat de l'Angleterre. Nous n'en souffrons pas, nous

sommes faits à cette humidité tiède. Mais les vents secs et froids du
nord et de l'est nous sont tout à fait pénibles; nous n'en avons pas l'habitude et les supportons fort mal : de là quantité de maladies *à frigore.* »

Cette influence du climat, non-seulement sur la production de la
maladie, mais aussi sur sa marche, est parfaitement évidente dans
l'observation de Charcot et Thaon. Il s'agit d'une dame des îles Ioniennes qui, s'étant mariée, quitte son pays pour aller habiter Londres. Elle tombe malade dans cette ville, fait de nombreuses cures
thermales, et finit par retrouver la santé dans son pays natal, où elle
s'était décidée à revenir.

N'oublions pas cependant que des cas ont été observés dans des
pays où le climat ne présente aucune analogie avec celui de la Grande-
Bretagne, tels que le littoral de la Méditerranée (obs. de Blaise), l'Ita-
lie et l'Espagne.

Ajoutons, enfin, qu'il existe peut-être un certain rapport entre la
gravité de l'affection et l'action plus ou moins nocive du climat. C'est
ainsi que dans la basse Bretagne, où Morvan a observé et dont le
climat, quoique analogue, est certainement préférable à celui de la
Grande-Bretagne, les faits observés paraissent en général moins graves que dans ce dernier pays. Il ne faudrait cependant pas s'exagérer
la valeur de cette remarque, en présence des cas graves observés sous
des climats considérés comme bons. Mais, dans les observations qui
se rapportent à ces climats, on trouve souvent consigné le fait de l'habitation dans un logement humide et insalubre.

ANATOMIE PATHOLOGIQUE ET PATHOGÉNIE

La première autopsie de malade atteint de cachexie pachydermique a été faite par le docteur Ord, assisté du docteur W.-S. Greenfield. Voici les résultats de l'examen macroscopique :

Anasarque considérable de la face, des extrémités inférieures, se laissant à peine marquer par la pression des doigts ; à la coupe, le tissu adipeux paraît considérablement œdémateux, et un liquide aqueux s'écoule à la pression. La plèvre et le péricarde contiennent quelques onces de liquide. Le cœur est hypertrophié, particulièrement le ventricule gauche. Les deux poumons, surtout le gauche, sont très-emphysémateux ; le lobe supérieur du poumon gauche est légèrement œdémateux.

La muqueuse du larynx forme des plis à son orifice supérieur ; les cordes vocales sont œdémateuses.

Foie normal. Rate petite, ferme, dure, congestionnée.

La muqueuse de l'estomac est légèrement épaisse et opaque. Le long de la petite et de la grande courbure, et principalement près du pylore, se rencontrent de nombreuses cicatrices, petites, déprimées, lisses ; leur pourtour est vasculaire et légèrement pigmenté.

Reins de volume normal. La surface est assez lisse et finement granuleuse ; elle est parsemée de nombreuses dépressions, petites et bien circonscrites, lisses à la base ; à la coupe, elles ne comprennent que les parties superficielles ; elles ne comprennent pas toute l'épaisseur connue des cicatrices. La substance rénale est un peu ferme, légèrement dure et granuleuse à la surface et à la coupe. La couche corticale est altérée d'une façon uniforme ; elle contient quelques petits kystes.

Artério-sclérose généralisée.

Quelques signes de congestion chronique de la vessie ; la muqueuse est gonflée et légèrement pigmentée.

L'examen histologique a donné les résultats suivants. Nous ne saurions mieux faire que de reproduire textuellement la description de Ord :

Les interstices de la peau sont élargis; les éléments fibrillaires du tissu conjonctif sont gonflés partout ; en même temps les éléments nucléés sont très-développés et les noyaux sont plus grands que normalement. Le gonflement des fibres est associé à un plus grand volume des fibrilles, et elles sont plus faciles à isoler. Ces modifications se voient bien dans le chorion, mais se voient bien aussi autour des glandes, des follicules pileux et dans les tuniques des vaisseaux.

La membrane adventice des artères atteint, en beaucoup de points, trois ou quatre fois son épaisseur normale, avec des fibrilles très-nettes et comme séparées par une substance interstitielle gonflée. La tunique moyenne, très-épaissie également, offre beaucoup plus de substance qui ne se colore pas artificiellement que de noyaux. Il y a peut-être plus de noyaux transversaux que l'on n'en trouve dans une artère de même calibre ; mais ils sont noyés dans la gangue environnante, qui augmente leur écartement. Sur certaines coupes, ces épaississements paraissent avoir abouti à l'oblitération des artères, car on voit beaucoup d'aires arrondies qui ont la structure des artères sans cavité centrale ; ces aires semblent correspondre, comme dimensions, à des artères capillaires. Dans les reins, un épaississement semblable, ayant son origine dans la capsule de Malpighi, empiète sur les glomérules et les oblitère.

Dans le foie, les cellules hépatiques sont séparées l'une de l'autre par du tissu cellulaire, gonflé d'une manière démesurée, qui les entoure et tend à les atrophier.

Dans la glande thyroïde, les alvéoles sont comprimés et la plupart oblitérés par du tissu de nouvelle formation, que l'on peut distinguer très-bien autour des vaisseaux. Dans le tissu musculaire, particulièrement dans le cœur, on remarque la même exagération dans les proportions du tissu intermusculaire, avec une diminution de l'élément musculaire. Les glandes sudoripares sont manifestement atrophiées.

Les extrémités nerveuses de la peau paraissent enveloppées dans une substance transparente, de façon à être défendues et éloignées de l'action immédiate des excitants tactiles, thermaux ou chimiques.

Examen chimique par le docteur Cranstoun Charles.— La peau des deux pieds de Mme J.... est coupée en morceaux et divisée en trois parties à peu près égales: α, β et γ.

α est digéré dans l'eau pendant plusieurs jours ; la partie filtrée est traitée par un excès d'acide acétique pendant quelques heures ; on filtre, et le précipité est lavé avec de l'eau acidifiée avec de l'acide acétique, et ensuite il est lavé à l'eau pure. Le précipité lavé est mis dans l'eau de chaux pendant vingt-quatre heures ; la solution est filtrée, et le précipité est de nouveau traité par l'acide acétique. On purifie ce précipité en le lavant dans de l'eau acidifiée dans l'alcool, dans l'éther, et on le dessèche au bain-marie.

C'est le procédé employé par Eichwald pour isoler la mucine de l'*Helix pomatia* et des tendons.

β est laissé pendant trois jours dans l'esprit méthylique, dans l'eau de chaux pendant deux jours ; on filtre ensuite et on ajoute de l'acide acétique en excès, Le précipité est séparé et purifié comme α.

γ est digéré avec de l'eau de baryte diluée ; la mucine dissoute est précipitée par l'acide acétique et purifiée comme ci-dessus.

La substance obtenue par ces trois méthodes avait la même apparence, les mêmes propriétés et représentait trois quantités égales ; elle présentait les mêmes réactions que la mucine de Schérer, Eichwald et Stœdeler.

Des portions égales de peau, détachées des pieds de sujets non œdémateux et traités de la même manière, donnèrent une quantité de mucine équivalente au cinquième de la quantité recueillie en traitant la peau du pied de Mme J.

M. Heurot, dans une communication au Congrès de la Rochelle, de son côté, donne les résultats de l'autopsie du malade de M. Saillard. Voici les lésions constatées :

Elles consistent en une infiltration mucoïde de la peau, donnant aux diverses régions du corps un volume considérable. La même infiltration existe dans le tissu interstitiel des viscères de l'abdomen. Le squelette, et particulièrement le maxillaire inférieur, est hypertrophié. Par contre, les masses musculaires sont diminuées de volume. Le cœur et les gros vaisseaux ont été trouvés plus petits qu'à l'état normal, C'est surtout du côté du système nerveux que les lésions sont intéressantes : il y a une hypertrophie considérable du corps pituitaire et de la glande pinéale ; le grand sympathique, dans toute son étendue, de la partie supérieure du cou au ganglion cœliaque, a plus que doublé de volume. Les autres parties de l'encéphale sont saines, mais la moelle épinière est entourée d'une sorte de coque dure, qui double extérieurement la pie-mère et dont l'examen microscopique n'a pas encore été fait.

M. Heurot pense qu'on pourrait peut-être placer la cause pathogénique du myxœdème dans les lésions hypertrophiques du corps pituitaire, de la glande pinéale et du grand sympathique, et qu'ainsi la pathologie expliquerait la physiologie des deux premiers organes, qu'on ignore encore. On sait que Tiedeman, et déjà Pourfour du Petit, pensaient que le corps pituitaire établissait une anastomose intracrânienne entre les deux cordons sympathiques; on sait aussi que le corps pituitaire et la glande pinéale, rudimentaires chez l'homme et la plupart des mammifères, sont au contraire très-développés chez les poissons et les reptiles, abondamment pourvus de tissu muqueux sous leurs téguments et dans l'interstice de leurs organes. M. Heurot se demande si l'on ne pourrait pas attribuer les lésions caractéristiques du myxœdème à une hypertrophie du corps pituitaire, de la glande pinéale, qui, rudimentaires et n'exerçant qu'un rôle très-secondaire dans la production du tissu muqueux, prendraient, sous l'influence de causes inconnues, un développement anormal et entraîneraient le développement exagéré du tissu mucoïde.

Inutile d'ajouter que nous ne devons accepter qu'avec la plus grande réserve l'interprétation très-vraisemblable de M. Henrot, qui ne pourrait évidemment acquérir une autorité suffisante que si les autopsies ultérieures établissaient l'existence constante de la lésion du sympathique, de la glande pinéale et du corps pituitaire.

Deux autopsies ne sauraient suffire pour fixer l'anatomie pathologique du myxœdème. Tout ce que l'on peut dire actuellement, c'est que la lésion la plus importante paraît consister dans le retour du tissu connectif au stade muqueux ou mucoïde. Ce tissu mucoïde prendrait, en outre, un développement exagéré et pourrait se développer partout où, à l'état normal, existe du tissu connectif : peau, muscles, artères, interstices des différents viscères, etc.

L'atrophie des glandes sudoripares rend compte de la sécheresse de la peau. L'enveloppement des extrémités nerveuses par le tissu muqueux, l'invasion des centres médullaires eux-mêmes par ce dernier, rendraient compte de la faiblesse des perceptions sensibles, de l'apathie intellectuelle, de la lenteur de la parole et peut-être aussi des troubles psychiques. Les altérations vasculaires et le mauvais état de

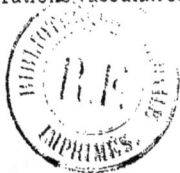

la circulation cutanée rendraient compte de l'abaissement de la température périphérique.

Des objections ont été faites à cette manière de voir, qu'Ord avait soutenue. MM. Goodhart et Thaon ont fait remarquer avec raison qu'on voit tous les jours des cerveaux privés de communication avec le monde extérieur par suite de la perte d'un sens (par exemple, ouïe, vue), ou par suite d'une anesthésie plus ou moins généralisée, comme dans l'hystérie ou la lèpre, et dans tous ces cas le cerveau ne perd rien de son activité.

Faut-il, avec Goodhart et Thaon, trouver l'explication des phénomènes dans le cerveau lui-même? Cette thèse nous paraît insoutenable en l'absence de l'infiltration mucoïde du cerveau, constatée par Ord. Il faut ajouter aussi que, dans certains cas (obs. Hammond), les troubles psychiques peuvent précéder l'apparition de l'œdème spécial.

En résumé, Ord, Goodhart, Thaon, concluent à une encéphalopathie, soit secondaire (Ord), soit primitive avec altération (Goodhart) et sans altération (Thaon).

Hadden, s'appuyant sur l'abaissement de la température, sur la diminution de l'urée excrétée dans les 24 heures (12 gr. au lieu de 29 à 32), propose une nouvelle interprétation : « La diminution remarquable de la chaleur du corps peut être un symptôme précoce, dû, sans doute, à une affection du système vaso-moteur. Sachant que les pensées, les actions sont toujours accompagnées par un développement de chaleur et par l'usure des tissus, il croit raisonnable de supposer que la torpeur intellectuelle et l'affaissement physique tiennent aux conditions circulatoires des malades, que l'on peut comparer à des animaux à sang froid.» On voit que pour cet auteur la cachexie pachydermique serait due à un trouble profond des fonctions du grand sympathique.

Cette théorie du grand sympathique, à peine ébauchée par Hadden, a été développée après lui, en particulier par Morvan (de Lannilis). Pour ce dernier auteur, le myxœdème se traduit par deux manifestations concomitantes : la paralysie et l'œdème. Cette parésie plus ou moins marquée qu'on observe sur les muscles de la vie animale existe aussi pour ceux de la vie organique. La cachexie pachydermique ne serait, en somme, qu'un œdème spécial, d'origine neuro-paralytique.

On sait, en effet, quelle influence le froid peut exercer sur la pathogénie des œdèmes. Or la maladie se manifeste souvent à la suite d'un refroidissement, et toujours elle est aggravée par le froid de l'hiver.

L'humidité complète, l'action du froid, en affaiblissent, par leur permanence, la tonicité névro-vasculaire. L'abaissement de la pression atmosphérique, pour ainsi dire normal et constant en Angleterre et dans la basse Bretagne, ne serait peut-être pas sans exercer aussi une certaine influence sur la dilatation vasculaire périphérique et l'œdème qui en est la conséquence (Féris).

L'opinion de Mahomed, qui admet que le myxœdème n'est qu'une variété d'œdème brightique, est absolument insoutenable ; elle a été, d'ailleurs, vivement attaquée à la Société clinique de Londres, par Goodhard et Hamilton.

Blaise, reproduisant les idées émises par le professeur Grasset dans ses *Leçons cliniques,* admet que « la cachexie pachydermique trouve sa place naturelle à côté du groupe des sclérodermies ou, mieux, à côté de la sclérodermie œdémateuse. En effet, si la cachexie pachydermique s'éloigne assez de la sclérodactylie et de la sclérodermie ordinaire, il n'en est plus de même pour ce qui concerne la sclérodermie œdémateuse. Dans la sclérodermie œdémateuse, comme dans le myxœdème, la lésion prédomine dans le tissu conjonctif sous-cutané ; elle ne diffère que par la nature. Dans les deux cas, la peau présente des altérations : dureté, desquamation en divers points, coloration spéciale, troubles anesthésiques, abaissement de la température, diminution des sécrétions sébacées et sudoripares. Enfin, dans la sclérodermie, on a pu observer, comme dans la cachexie pachydermique, des hallucinations et des troubles psychiques allant jusqu'à un véritable délire systématisé. La sclérodermie œdémateuse serait pour M. Grasset comme le trait d'union entre la sclérodermie ordinaire et la cachexie pachydermique. »

M. Féris, qui admet l'idée d'une paralysie vaso-motrice, sous l'influence spéciale de l'humidité et des transitions brusques de température, confond le myxœdème et le béribéri sous le titre d'*hydroparésie névro-vasculaire ;* le myxœdème ne serait que le *béribéri nostras.*

SYMPTOMATOLOGIE

Les symptômes présentés par les malades atteints de cachexie pachydermique peuvent se diviser en trois groupes : 1° symptômes du côté des téguments (peau et muqueuses); 2° symptômes nerveux; 3° symptômes cachectiques.

La peau présente ordinairement sa transparence et sa coloration habituelles; mais elle est sèche, rugueuse comme du papier de verre, ou comme si elle avait été traitée par une solution fortement alcaline (Ord). Elle fournit, particulièrement vers les extrémités, à la paume des mains et à la plante des pieds, une desquamation plus ou moins abondante, tantôt simplement furfuracée, ressemblant à une poudre farineuse ; quelquefois constituée par des écailles larges, très-épaisses. Les sécrétions cutanées et sudoripares sont fortement diminuées, souvent même presque abolies. Dans quelques observations, en particulier dans celle d'Inglis, on a signalé la présence de tumeurs molles, tremblotantes, qui s'étaient développées dans la peau du crâne, de la face, du tronc et des mains.

Les téguments sont envahis par une infiltration sous-cutanée plus ou moins généralisée, mais toujours plus marquée à la face et aux membres, particulièrement aux mains et aux pieds. Au premier abord, on serait tenté de croire à un œdème brightique ; mais, contrairement à ce qui se passe dans la maladie de Bright, les affections cardiaques et dans les autres affections qui peuvent donner lieu à l'œdème, la pression du doigt ne détermine aucune empreinte. Le gonflement tégumentaire peut d'ailleurs être plus marqué d'un côté que de l'autre, et cela sans qu'il y ait aucun rapport avec le décubitus habituel. L'œdème est dur, résistant; la peau fait corps avec les parties profondes.

La prédominance de l'œdème, dans certaines parties du corps, donne souvent un aspect vraiment caractéristique à ces parties.

A la face, l'œdème est particulièrement marqué au niveau des paupières, des lèvres et des joues. Blaise décrit ainsi le facies du malade : « Les paupières sont gonflées, ridées, souvent comme transparentes (1). Les lèvres sont épaissies, renversées en dehors, notamment la lèvre inférieure. Le nez est charnu, épaté, avec narines largement dilatées. Sur le reste de la face, l'œdème est plus ou moins marqué; au niveau du front, on ne l'a vu exister que par plaques. Il peut aussi être plus accentué d'un côté que de l'autre, ce qui entraîne une asymétrie faciale plus ou moins notable. Loin de prédominer aux parties déclives, il est ordinairement plus net sur les côtés. Nulle part la peau ne conserve l'empreinte du doigt. Les rides sont très-accusées, particulièrement au niveau du front. La peau de la face présente une teinte cireuse, sur laquelle tranche habituellement une vive coloration des pommettes. Enfin la physionomie est sans expression ou présente une expression particulière : elle dénote alors la tranquillité, la tristesse ou l'hébétude. Dans certains cas, on pourrait croire que la figure du malade est recouverte d'un masque. »

A propos du facies, nous ferons remarquer qu'il y a une différence très-notable entre les observations de Morvan et celles des autres auteurs. Sur les quinze cas que le médecin breton a publiés, un seul (obs. 6) a présenté cette face élargie, arrondie, monstrueusement défor-

(1) Dans le cas de Mahomed, les paupières inférieures pendaient comme un sac rempli de liquide.

4

mée : ce qu'il exprime en disant que la veuve T... n'a pas figure hu
maine, qu'elle a une face de lune.

Dans la plupart des observations, on trouve signalée une alopécie
plus ou moins marquée. Il s'agit là de véritables troubles trophiques
du système pileux, que l'on peut constater non-seulement sur le cuir
chevelu, mais aussi sur d'autres parties du corps pourvues de poils,
tels que le pubis et les grandes lèvres chez la femme. Les cheveux ou
les poils restants subissent des altérations : ils deviennent cassants, laineux; leur aspect est terne. Cependant, dans l'observation de Lediard,
le système pileux était absolument intact.

Les autres productions épidermiques, telles que les ongles, peuvent
aussi être le siége de troubles trophiques. Ils sont cassants, rabougris
et peuvent se détacher.

Au cou et à la nuque, l'œdème détermine la formation de plis fermes.
Le corps thyroïde a presque toujours été trouvé diminué de volume.
C'est ainsi que, dans certains cas, il n'atteignait pas le quart de son
volume habituel; dans d'autres, il a été impossible d'en trouver trace à
la palpation. Exceptionnellement, le corps thyroïde était hypertrophié,
ou l'hypertrophie ne portait que sur un lobe (obs. de Grocco).

Du côté des membres, on retrouve cet œdème spécial, solide, dont
nous avons déjà décrit les caractères. Il est quelquefois plus marqué du
côté de la flexion que du côté de l'extension. Il prédomine aux extrémités, qui prennent, sous cette influence, une forme vraiment caractéristique. C'est ainsi qu'elles prennent l'aspect de colonnes dures, massives, cylindriques, ressemblant aux extrémités d'un pachyderme. C'est
cette ressemblance qui a donné à Charcot l'idée de qualifier la maladie
de pachydermique. Les mains sont grossières et pesantes ; les doigts
élargis, en forme de massue; le tout rappelant l'aspect d'une bêche(Gull).
Morvan compare les mains à des battoirs, les jambes à des poteaux.

Le gonflement est ordinairement moins marqué sur le tronc. Ici encore les téguments font corps avec les parties profondes, et on éprouve
la même difficulté à y faire un pli. Les mamelles, les parois du ventre,
sont quelquefois tendues, gonflées.

Morvan fait remarquer que chez les malades (sauf l'obs. VI), les altérations tégumentaires sont relativement peu marquées sur le tronc,
les membres et le cou. « L'anasarque, dit-il, est surtout marquée, sans
être jamais extrême, à la face, aux poignets et aux jambes ; elle ne
disparaît jamais, mais elle est fort variable, surtout à la face, dont elle
grossit plus ou moins ces traits. Ces variations sont en rapport avec
la température : l'anasarque, prononcée en hiver, l'est beaucoup
moins en été. » Cette dernière particularité a d'ailleurs été constatée
dans beaucoup d'autres observations.

Morvan ajoute plus loin : « Nous n'avons trouvé ni cet excès de délicatesse (observée quelquefois à la face), ni cet excès de rudesse. Nos
malades..... avaient le hâle que communique le grand air. Quant à
l'altération épidermique de la peau, elle n'allait pas jusqu'à la desquamation ; c'étaient moins des écailles qu'une poudre farineuse sur
les poignets et les avant-bras. Une fois seulement (obs. Ire), nous notons
au cuir chevelu un pityriasis ayant donné lieu à la formation de squames épaisses et à la chute des cheveux. Mais nous remarquons le pityriasis chez trois autres membres de la même famille, bien portants
d'ailleurs, et nous nous demandons si le *post hoc, ergo propter hoc*, ne
serait pas appliqué ici avec un peu de légèreté.

» A quoi tient donc la différence si grande d'aspect qu'offrent les
malades observés en basse Bretagne et ceux observés tant à Londres
qu'à Paris ? A deux circonstances : au climat, d'une part, et d'autre part
au degré plus ou moins avancé de la maladie, à l'état plus ou moins
cachectique des malades. Nous sommes tout d'abord très-frappé de
l'état cachectique crétinoïde où sont tombés les malades, tant des doc-
teurs Gull et Ord que du docteur Charcot, et tout cela dans l'espace
de quelques années. Nous ne rencontrons ce dépérissement que dans
notre première observation, et là il s'agit d'une personne malade depuis douze ans et arrivée à l'âge de soixante-sept ans. Nous voyons,
au contraire, d'autres femmes malades, l'une depuis dix ans (obs. II),
une autre depuis dix-sept ans (obs. XIII) et une autre depuis vingt ans
(obs. III), qui vaquent aux soins du ménage et même aux travaux des
champs.

» La température a la plus grande influence sur le degré de l'ana-sarque. Or, en basse Bretagne, nous n'avons d'été qu'à peine, c'est vrai ; mais en revanche les hivers ne sont jamais rigoureux, le thermomètre ne descend guère au-dessous de 1 ou 2 degrés sous zéro ; le Finistère est le département de France où la température est le plus modérée. Il est loin d'en être ainsi à Paris, où le thermomètre peut descendre à 15 et même à 18 degrés sous zéro. Ici à peine de la glace ; là-bas, des neiges qui durent des semaines. N'est-ce pas dans cette différence de température qu'il faut chercher l'explication de l'aspect si différent offert par les malades, suivant le pays ? »

Le tégument interne, autrement dit la muqueuse du tube digestif, présente, lui aussi, des altérations analogues à celles du tégument externe :

Les lèvres sont épaissies, renversées en dehors, particulièrement la lèvre inférieure. Elles présentent souvent une teinte violacée qui s'accentue sous l'influence du froid. Dans quelques observations, comme celle de Charcot et Thaon, les gencives sont boursouflées, violacées, saignantes, avec ébranlement des dents, comme dans le scorbut. L'exsudat muqueux peut envahir la muqueuse buccale et pharyngienne, qui paraît gonflée, rarement congestionnée.

La langue est habituellement large, épaisse ; elle peut paraître trop grande pour la cavité qui doit la contenir. On a signalé aussi dans quelques cas le mauvais état des dents ; ces dernières étaient fragiles, cariées et tombaient. L'infiltration mucoïde pourrait même gagner toute l'étendue du tube digestif, en se localisant spécialement dans la muqueuse du rectum. Aussi Ord rattache-t-il la gêne de la défécation au gonflement œdémateux de l'anus. La constipation habituelle est peut-être le résultat de la diminution des sécrétions intestinales, ou plutôt dépend de la parésie des muscles digestifs. Quant aux troubles digestifs signalés dans plusieurs observations, nous pensons, avec Blaise, qu'elles ne relèvent pas forcément de l'infiltration mucoïde de la muqueuse gastro-intestinale, et qu'on pourrait fort bien, dans la plupart des cas, l'attribuer à l'anémie profonde, à la cachexie concomitante.

Les autres muqueuses peuvent, elles aussi, être atteintes. C'est ainsi que, dans l'observation de Ord, la muqueuse du larynx formait des plis à son orifice supérieur; que les cordes vocales étaient œdémateuses ; mais la malade était atteinte en même temps d'une lésion rénale, ce qui enlève beaucoup de valeur à ces lésions. Faut-il trouver une relation entre la raucité de la voix et ces altérations de la muqueuse laryngée dont la constance paraît plus que problématique? Nous ne le pensons pas. L'enrouement, la raucité de la voie, paraissent plutôt dépendre d'une parésie des cordes vocales ; de même que la parole lente et empâtée serait sous la dépendance d'une parésie des muscles de la langue.

On a signalé l'infiltration mucoïde de la muqueuse génitale, une hypertrophie du col de l'utérus. Ce qu'il y a de certain, c'est que la menstruation est souvent difficile et irrégulière. On signale le plus souvent de l'aménorrhée. Ces troubles menstruels sont probablement en rapport avec l'état anémique des malades.

Les symptômes nerveux peuvent se diviser en troubles de la sensibilité, troubles de la motilité, troubles psychiques, troubles vaso-moteurs et sécrétoires.

Les troubles de la sensibilité peuvent se diviser en troubles de la sensibilité générale et troubles de la sensibilité spéciale.

On a observé de l'hyperesthésie cutanée (cas de Lunn). Les douleurs névralgiques ne paraissent pas rares. On a signalé l'existence d'une douleur fixe et très-violente siégeant au sommet de la tête. La névralgie du trijumeau paraît assez commune. Il existe le plus souvent des sensations anormales du côté des téguments, tels que fourmillements, picotements, sensation de brûlure, de froid. Les malades sont en général très-frileux, et leur sensation de froid ne paraît pas absolument subjective. Le thermomètre indique habituellement, dans l'aisselle et sur les téguments, une température au-dessous de la normale, souvent d'un degré ou plus. La température la plus basse s'observerait dans la matinée ; mais, même le soir, elle ne s'élèverait pas au-dessus de la normale. Hadden a cherché dans cinq cas la moyenne thermique, et n'aurait vu qu'une seule fois la température dépasser un peu la normale (37°3). Les températures les plus basses ont été comprises entre 35°5 et 25°, cette dernière ayant été prise quelques minutes seulement avant la mort. Cette diminution de la température paraît devoir coïncider avec une diminution dans les échanges organiques : la quantité d'urée excrétée dans les vingt-quatre heures est abaissée quelquefois d'une façon très-notable.

Quelquefois il s'agit de sensations anormales de torsion des chairs, de constriction, qui réduirait les muscles des membres à l'inaction. Bien que la sensibilité cutanée soit en général un peu émoussée, on n'observe pas ordinairement d'anesthésie réelle. Cependant on a observé de l'anesthésie plantaire avec symptômes d'ataxie locomotrice (cas de Hammond), ce qui rendait la marche très-difficile, particulièrement avec les yeux fermés.

Les sens spéciaux eux-mêmes peuvent être atteints. Tantôt c'est un degré plus ou moins marqué de surdité uni ou bilatérale, avec bourdonnements d'oreille ; dans d'autres cas (Morvan), c'est de l'amblyopie ou de l'héméralopie, ou bien un simple affaiblissement des sens spéciaux.

Les troubles de la motilité sont très-étendus. Ils sont essentiellement sous la dépendance d'un état parésique général du système musculaire, soit de la vie animale, soit de la vie organique. C'est d'eux que relèvent, selon toute apparence, les troubles de la phonation, de la prononciation et de la mimique. Si, comme Ord l'a prétendu, ces derniers étaient liés à l'infiltration mucoïde, il devrait toujours y avoir un rapport exact entre le degré de l'infiltration et l'intensité des symptômes morbides, ce qui n'est pas ; car, dans plusieurs observations, l'infiltration était nulle ou peu marquée, alors que déjà la parole et la voix se trouvaient altérés.

« La voix, dit Blaise, a un timbre spécial ; elle est comme enrouée, nasillarde. Ord l'a comparée à la voix pharyngienne du début de l'amygdalite. Les réponses sont lentes, monotones, comme traînées. Particulièrement gêné le matin (Th. Inglis), le langage rappelle quelquefois le débit d'un hémiplégique ou l'articulation embarrassee d'un épileptique. » L'embarras de la parole s'explique par la parésie des muscles de la langue ; la raucité de la voix, par la parésie des muscles de la glotte. Cette immobilité des traits, qui donne à la mimique quelque chose de si caractéristique dans certains cas, tient également à la parésie des muscles de la face, à laquelle vient se joindre, dans une certaine mesure, la rigidité déterminée par le gonflement des tissus.

C'est encore à cette sorte de paralysie générale progressive que nous attribuerons les troublés de la locomotion, la lenteur de tous les actes.

La lenteur corporelle constitue un des symptômes les plus typiques de la cachexie pachydermique. Elle est caractérisée par une fatigue très-rapide, qui met le malade dans l'impossibilité de courir ou même de précipiter le pas ; il faut un temps considérable pour exécuter une marche de quelques kilomètres. Quelques malades peuvent encore parcourir des distances relativement assez notables. C'est ainsi qu'une femme, observée par Morvan, avait pu faire 12 kilomètres, une autre 16 ; la première avait mis 4 heures à faire ses 12 kilomètres. « L'affaiblissement musculaire, dit le médecin breton, toujours prononcé, ne l'est jamais assez pour empêcher la marche. Cependant l'une de nos malades en était réduite, dans les dernières années de sa vie, à s'appuyer sur un bras étranger pour passer d'une chambre dans l'autre (obs. Ire) ; mais, quand elle a succombé, elle était malade depuis douze ans et elle était âgée de soixante-sept ans : c'était la vieillesse, le poids des ans s'ajoutant à la parésie. »

Dans quelques cas rares, la démarche peut cependant paraître décidée, précipitée même, et ne présente rien de particulier ; mais le plus souvent elle est lente, hésitante, quelquefois vacillante. Inglis a comparé la démarche d'un de ses malades à celle d'un canard. Sans hésitation proprement dite de la marche, le malade peut présenter de l'agoraphobie : il n'ose pas s'aventurer à traverser une rue. Dans quelques cas, on a signalé un peu d'incoordination, comme dans l'ataxie locomotrice, ou une certaine difficulté à garder l'équilibre.

« Même faiblesse et même lenteur dans les mouvements aux extré-mités supérieures. Les doigts perdent leur agilité ; ils s'engourdissent en filant, par exemple (obs. II). Dans l'observation VIII, on peut filer, mais à la condition de suspendre son travail de cinq en cinq minutes.

» On se dégourdit quand on travaille au soleil ou les mains dans l'eau chaude ; par contre, on s'engourdit dans l'eau froide, par exemple, où les mains ne peuvent ni s'ouvrir ni se fermer complétement. On voit que le froid a une grande action dans le myxœdème. Aussi les sai-sons influent-elles beaucoup sur l'état des malades, qui se fortifient en été pour s'affaiblir en hiver.» (Morvan.)

Peut-être pourrait-on également rattacher à une parésie musculaire une certaine gêne respiratoire pouvant aller jusqu'à une sensation de dyspnée véritable, observée dans quelques cas.

Les extenseurs sont comparativement plus frappés que les fléchis-seurs, et cela aussi bien au membre supérieur qu'au membre infé-rieur. On a, enfin, noté une diminution de l'excitabilité galvanique des muscles.

Cet état parésique des muscles a cependant été contesté. Haddon nsiste sur ce fait qu'il n'y a ni paralysie, ni atrophie. Charcot, après avoir relaté la difficulté de la marche, ajoute : « Cependant la force est conservée dans les muscles, puisqu'il y a quatre ou cinq jours il lui ar-riva de soulever de chaque main un sac contenant sept boisseaux de pommes de terre chacun. » Pour Thaon, « les muscles ont leur puis-sance habituelle ; mais l'excitation, l'appel que leur envoie le cerveau, manque d'énergie. »

Comme le fait remarquer Morvan, la seule raison sur laquelle on s'appuie pour écarter l'idée de paralysie, c'est que le malade de Char-cot, dans un mouvement de vivacité, aurait pu soulever de chaque main sept boisseaux de pommes de terre. On peut objecter qu'avant sa maladie, il aurait soulevé sans doute un poids autrement pesant ; car il s'agissait d'un colosse, ayant près de six pieds. C'est ainsi que, dans l'observation II de Morvan, la malade, qui portait facilement un sac de blé de 50 kilos, ne porte plus qu'avec peine un sac de 25 kil. « Elle

n'a plus, dit-elle, la force d'écraser une puce sous l'ongle du pouce. »
Dans l'observation Ire du même auteur, la malade, avec une santé générale bien conservée d'ailleurs, arrive à un degré de faiblesse tel,
qu'elle ne peut plus ouvrir les paupières qu'avec l'aide des doigts ; que
les muscles du cou sont devenus si faibles, que la tête tombe et s'af-
faisse sur la poitrine.

Les facultés psychiques sont le plus souvent intactes. Cependant,
même dans ce cas, on observe de la torpeur intellectuelle plus ou
moins marquée, une diminution de l'activité cérébrale. La formation
des idées s'exécute aussi lentement que les actes extérieurs.

Dans un premier degré, on observe un affaiblissement manifeste de
l'intelligence et surtout de la mémoire, particulièrement en ce qui concerne les faits récents. « Les malades sont indifférents à tout ce qui se
passe autour d'eux. Peu soucieux d'exercer leur esprit, leur corps, ils
restent plongés dans un état de somnolence presque continuel. Le
moindre effort intellectuel semble être une sorte de fatigue. » (Blaise.)
Dans le cas de Hammond, « s'agissait-il de répondre aux questions les
plus simples, la malade regardait fixement, une minute entière, celui
qui l'interrogeait, ne paraissant pas comprendre la question, ou du
moins ne sachant pas quelle réponse faire. Il était des choses tout à
fait élémentaires qu'elle ne comprenait pas le moins du monde : ainsi
elle fut incapable de me dire combien faisaient 60 et 65; elle fixa les
yeux sur moi quelque temps et dit enfin : « Oh ! toutes ces choses-là. »
Il fut impossible de tirer d'elle aucune réponse. »

On a noté également des étourdissements provoqués par la fatigue
de la marche, une intolérance toute spéciale des centres nerveux
pour les boissons alcooliques, la moindre quantité d'alcool provoquant
des vertiges et de l'ivresse.

Quelquefois l'atteinte portée aux facultés psychiques est peu grave
encore. On a affaire à une véritable aliénation mentale, ordinairement transitoire. Le cas de Blaise est remarquable à cet égard. On
observe alors des hallucinations, qui peuvent devenir le point de départ d'un véritable délire, caractérisé principalement par des idées de

5

persécution. Morvan, en particulier, a observé dans deux cas (obs. I et III) du délire et des hallucinations, à la suite de maladies intercurrentes.

Dans les deux cas, les malades n'ont pas tardé à recouvrer la raison ; mais, chez l'une d'elles, il est resté un affaiblissement de l'intelligence qui a duré jusqu'à la mort.

Le système nerveux de la vie végétative peut, lui aussi, présenter des troubles fonctionnels. C'est ainsi qu'on a constaté le ralentissement des mouvements du cœur et la faiblesse de la systole cardiaque. Nous avons déjà mentionné le défaut de tonicité des vaso-moteurs et ses conséquences. Les nerfs sécrétoires eux-mêmes peuvent être intéressés. On a noté, particulièrement Morvan (6 cas), du larmoiement et, par suite, un abondant écoulement de sérosité par le nez, surtout marqué lorsqu'il fait froid. La salivation est plus rare ; on ne la trouve mentionnée que dans quelques observations.

L'urine contenait, dans certains cas, de l'albumine en plus ou moins grande quantité, d'une façon transitoire ou permanente. Il s'agit, dans la plupart de ces cas, de complications rénales vulgaires ou sous la dépendance du myxœdème. Dans un cas, on a signalé de la glycosurie.

Les épanchements de sérosité dans les séreuses (plèvre, péricarde et péritoine) paraissent rares et sous la dépendance d'un mal de Bright.

Enfin presque tous les malades sont pâles, languissants. Souvent ils tombent dans une anémie profonde ou aboutissent à une véritable cachexie. Mais empressons-nous de reconnaître que cet état cachectique est beaucoup moins commun qu'on ne l'a cru tout d'abord, au moins pendant la plus grande partie de la durée de la maladie.

MARCHE ET PRONOSTIC

La marche de la maladie est lente. Le début est souvent difficile à préciser. Dans quelques cas, cependant, il peut être bruyant et s'annoncer par des frissons violents (Charcot), par une hématurie (Ord). L'évolution est ordinairement progressive, mais il y a souvent des temps d'arrêt considérables (dix à vingt ans). En hiver, il y a habituellement aggravation; en été, au contraire, diminution de tous les symptômes. La durée de la maladie est le plus souvent considérable; il paraît en être particulièrement ainsi dans la basse Bretagne, où Morvan a trouvé, comme moyenne, dix ans et un tiers; et, en ne considérant que les cas suivis jusqu'à la mort, seize ans et demi. Celle qui avait vécu le moins avait dix ans de myxœdème à l'époque de la mort; celle qui avait vécu le plus, vingt-sept, la moyenne de leur âge à la mort étant de cinquante-sept ans. Les observations anglaises ne donnent pas de résultats aussi favorables.

La mort est la conséquence des progrès de la cachexie ou d'une maladie intercurrente. Les maladies intercurrentes les plus communes paraissent être les affections des reins et les maladies de l'appareil respiratoire: en première ligne, la pneumonie et la tuberculisation.

DIAGNOSTIC

La triade symptomatique, symptômes nerveux, œdème spécial, dur, état d'anémie pouvant aller jusqu'à la cachexie, suffit amplement pour poser le diagnostic. On ne confondra pas l'affection avec un œdème chronique d'origine cardiaque ou brightique ; dans ces cas, on a affaire à un œdème vulgaire, susceptible de présenter des oscillations quelquefois très-notables, soit spontanément, soit sous l'influence d'un traitement. La peau œdématiée garde l'empreinte du doigt. S'il s'agit d'un œdème cardiaque, on trouve en outre, à l'examen du cœur, les signes d'une lésion, et l'œdème est particulièrement marqué aux membres inférieurs, par lesquels il débute. Le soir, les pieds sont plus œdématiés que le matin.

Dans la cachexie pachydermique, un élément important pour le diagnostic, c'est la prédominance fréquente de l'infiltration mucoïde d'un seul côté du corps. La déformation spéciale des extrémités, la sécheresse de la peau, la desquamation furfuracée ou lamellaire, l'abaissement de la température, la diminution des sécrétions cutanées, l'état des cheveux, l'absence d'albumine dans les urines (sauf les cas d'une complication rénale), tous ces signes, joints à l'apathie intellectuelle, à l'altération de la voix, de la prononciation, et aux divers troubles nerveux, constituent des éléments suffisants pour établir un diagnostic. Dans la polysarcie, on ne trouve aucune altération des productions épidermiques (poils, ongles) ; le développement excessif des extrémités est en rapport avec celui du reste du corps ; la peau n'est pas sèche, rugueuse, etc. Il est à peine besoin de faire ressortir la différence de ces deux états morbides. D'ailleurs, le type du myxœdème est ordinairement si caractéristique, que, lorsque l'on a vu et regardé un malade qui en est atteint, on reconnaît ensuite avec la plus grande facilité la maladie.

TRAITEMENT

La thérapeutique de la cachexie pachydermique est encore peu avancée. On peut en juger par la multiplicité des moyens employés. Thaon a prétendu que toutes les médications internes échouent ou sont mal tolérées. Il y a certainement dans cette affirmation beaucoup d'exagération, ainsi que nous le verrons tout à l'heure.

Signalons tout d'abord l'heureuse influence exercée sur la marche de la maladie par l'habitation dans les climats chauds. La malade des îles Ioniennes (Charcot) s'était guérie en retournant dans son pays. On sait aussi que les malades se trouvent mieux pendant la belle saison, beaucoup plus mal pendant l'hiver. Les personnes atteintes de cachexie pachydermique seront donc envoyées dans les climats chauds et secs, ou au moins dans des climats tempérés.

Si le déplacement du malade est impossible, on aura recours aux ressources ordinaires de la thérapeutique. Pour combattre l'anémie, la cachexie, on emploiera les bains sulfureux, le massage, la médication tonique sous toutes ses formes : quinquina, fer, huile de foie de morue. Blaise, Bourneville et d'Olier se sont bien trouvés de cette médication. Morvan insiste sur l'action pernicieuse du froid ; il a obtenu dans un cas une amélioration réelle par la strychnine et la faradisation, employés dans le but de combattre le fonds parétique du myxœdème. Le traitement ayant été suspendu, la malade perdit le bénéfice de la médication. Quoi qu'il en soit, l'électricité pourrait bien être appelée à rendre de grands services dans le traitement de la cachexie pachydermique.

Taylor a obtenu dans un cas une amélioration de tous les symptômes avec le jaborandi. Mahomed a observé une amélioration notable à la suite de l'administration de la nitro-glycérine. La malade, qui souffrait d'une violente douleur de tête, localisée au sommet, vit cette douleur disparaître au bout d'une semaine; en même temps les mains avaient diminué de volume. Le traitement fut continué pendant deux mois, et complété dans les dernières semaines par des purgations énergiques. Déjà la peau des mains était devenue tout à fait douce. Mais, en présence de la multiplicité des moyens employés, il est difficile de faire la part de ce qui revient à chaque médicament.

Cafavy a obtenu dans un cas une amélioration avec la strychnine; dans un autre, une amélioration avec l'ergot de seigle.

On peut se demander si, dans la plupart de ces cas, l'amélioration n'avait pas été spontanée.

Benett, sur un sujet syphilitique, a constaté une diminution dans l'intensité des troubles morbides avec l'iodure de potassium, et Waringthon, dans un cas pareil, avec le mercure, la morphine et l'iodure de potassium. Ceci nous amène à dire qu'il convient avant tout de traiter l'éta général constitutionnel ou diathésique, si état général il y a.

OBSERVATIONS

Observation Ire

Sir W. Gull, *Trans. of the Clin. Soc. of London*, vol. VII, p. 180; 1873.

Mme B..., au moment de la ménopause, devint languissante et de plus en plus grosse. D'année en année, ce changement s'accentua davantage, la figure s'arrondissant de plus en plus et ressemblant à une pleine lune. La peau du visage était douce au toucher, ayant l'aspect de la porcelaine ; les joues étaient teintées en rose vif ; le tissu cellulaire au-dessous des yeux était lâche et plissé ; au-dessous des mâchoires et au cou, il était dur, consistant, et formait des plis. Les lèvres étaient grosses et rouge pourpre ; les ailes du nez étaient épaisses ; la cornée et la pupille des yeux étaient normales, mais la distance entre les deux yeux était démesurément large ; le nez était aplati : dans l'ensemble, la figure paraissait large et aplatie. Les cheveux étaient blonds et souples. L'expression générale de la figure était remarquablement tranquille. La langue était large et épaisse ; la voix gutturale, la prononciation empâtée, comme si la langue était trop grosse pour la bouche (crétinoïdes). Les mains étaient particulièrement larges et épaisses, semblables à une bêche, comme si tous les tissus étaient infiltrés. Le tissu cellulaire de la poitrine et du ventre était chargé de graisse. Les extrémités supérieures et les inférieures étaient grosses et grasses, avec des traces légères d'œdème sur les tibias ; mais l'œdème était à peine perceptible, et la dépression produite par le doigt était douteuse. L'urine était normale ; les battements et les bruits du cœur, normaux aussi. Le pouls était à 72, la respiration à 18.

Tel est le coup d'œil général de la maladie.

Si l'on n'avait pas eu la preuve que cette malade avait eu des traits naturels, qu'elle était bien bâtie, qu'elle avait été active, on aurait pu penser à un vice congénital, comme cela se rencontre dans le crétinisme léger. Un changement remarquable s'était opéré dans l'état mental de la malade. Le cerveau, qui auparavant était actif et chercheur, avait acquis une indifférence douce et tranquille, en rapport avec un alanguissement musculaire ; néanmoins l'intelligence était intacte.

Il y avait, à n'en pas douter, une grande accumulation de graisse dans le tissu sous-cutané des extrémités, de la poitrine, du ventre ; mais cette obésité ne constituait pas à elle seule l'état pathologique que l'on avait sous les yeux.

Il n'est pas rare de voir des malades inactifs, par suite d'un engraissement excessif, mais sans aucun changement de la structure de la peau, sans altération des lèvres, du nez ; sans épaississement de la langue, des mains, etc.

Les modifications de la peau sont remarquables ; la texture en est fine et délicate, l'apparence en est belle, et, au premier aspect, on croirait que la peau est infiltrée par un léger œdème ; mais un examen approfondi éloigne cette idée, car la teinte rose pourpre des joues est entièrement différente de ce que l'on voit sur la figure des gens atteints d'anasarque brightique.

L'examen du cœur éloigne aussi l'idée d'une congestion veineuse d'origine cardiaque.

Il m'est impossible de fournir une explication sur les causes qui amènent cet état, qui n'est accompagné d'aucune maladie viscérale et qui progresse sans subir l'influence d'aucun médicament.

Observation II

Ord., *Med.-chir. Transactions*, vol. LXI, p. 57 ; 1877.

H. J..., âgée de cinquante-quatre ans, se présenta à moi à la consultation de l'hôpital Saint-Thomas, en 1871. Elle était veuve et elle avait eu deux enfants, tous deux en vie. Ses parents n'avaient présenté aucune affection nerveuse et rien de semblable à son état. Il n'y avait aucune raison pour croire qu'ils eussent souffert d'aucune maladie constitutionnelle. La menstruation avait toujours été régulière jusqu'à la ménopause, qui avait eu lieu il y a dix ans. La maladie avait débuté il y a cinq ans. Jusqu'à ce moment, la malade avait été active et pas plus grosse que la moyenne.

Au moment où elle tomba malade, elle était très-préoccupée de la maladie de son mari, qui se termina par la mort. Les premiers signes de la maladie furent des frissons, qu'elle ressentait pendant qu'elle travaillait. A la suite, elle crut avoir uriné le sang plusieurs fois. Puis sa main devint « morte », selon son expression, au moment où elle voulait se servir de l'aiguille ; cela ajoutait à tous ses ennuis, car elle devait travailler beaucoup pour suffire à ses besoins et soutenir son mari. Plus tard, la tête s'affaiblit : elle était étourdie par un verre de bière à son repas ; elle éprouvait un affaiblissement musculaire général et était toujours portée à dormir. Puis elle ressentit une douleur constante et une faiblesse dans le dos, de sorte qu'elle commença à se voûter d'une façon notable. Sa parole devint lente et difficile, et la peau commença à se gonfler sur tout le corps ; la peau de la face, et particulièrement celle des paupières, devint épaisse, demi-transparente, cireuse. Elle offrait, à première vue, tous les caractères de la peau décrite par S. William Gull. La face était généralement pâle, mais avec des joues rose tendre. Les paupières étaient gonflées, plissées, au point de ne pouvoir couvrir qu'imparfaitement le globe de l'œil et de reposer flasques et tombantes sur les joues ; elles présentaient une translucidité remarquable et offraient un peu l'aspect des paupières des gens atteints de maladie de Bright aiguë ; mais, au lieu d'être lisses, les paupières étaient plissées, et elles n'étaient pas marquées par la pression des doigts. Le nez était gonflé, élargi, aplati ; les narines étaient largement ouvertes. Les lèvres étaient gonflées, sans expression et accollées l'une à l'autre ; l'ouverture buccale représentait une fente horizontale, s'ouvrant à peine dans le sens vertical, s'ouvrant au contraire plus librement dans le sens transversal. La peau formait également des plis sur les côtés de la face et au-dessous du menton. Les mains étaient gonflées ; les doigts paraissaient très-maladroits et très-gênés dans leurs mouvements de flexion et d'extension ; la main avait assez bien la forme « d'une bêche. »

La peau de la surface du corps était remarquablement sèche sur les jambes et le tronc ; elle était rude au toucher ; les poils étaient peu développés, et on ne pouvait trouver aucune trace de matière sébacée. La peau était sensible partout, mais la perception tactile était un peu plus obscure qu'elle ne l'est en moyenne. Le même genre de gonflement que l'on remarquait à la peau existait au gosier.

Sa manière de parler était caractéristique. La voix n'était ni forte, ni sifflante, mais triste, lourde, sans intonation, rappelant jusqu'à un certain point la voix dans la première période d'une angine. Au moment de parler, elle fermait les lèvres, poussait la lèvre inférieure en avant, faisait un mouvement de déglutition, et alors elle se livrait à une inspiration avec la bouche largement ouverte, en même temps qu'elle chassait l'air brusquement par le nez. Le mouvement de déglutition paraissait nécessaire pour mouvoir le voile du palais. La parole était lente et mesurée. Il était apparent que tout ce qu'elle faisait était fait lentement et après une pause. A l'exception d'un peu d'affaiblissement de la vue et du toucher, ses sens paraissaient intacts ; mais elle présentait une lenteur marquée dans la perception et un retard des muscles à répondre à l'excitation volontaire ou réflexe. Elle reconnaissait qu'elle ne pouvait agir ni penser rapidement ; que ses pensées ne lui venaient que lentement ; que le

6

moindre acte, tel que s'habiller, qui ne lui prenait auparavant qu'une demi-heure, lui coûtait maintenant deux heures de travail, de sorte qu'elle était constamment en retard avec sa besogne. Quoique son caractère fût calme, il y avait là pour elle une source constante d'ennuis. Elle ne pouvait marcher que lentement, et les genoux se dérobaient souvent tout d'un coup. Aussi elle était très-nerveuse ; toutes les fois qu'elle était dehors, elle craignait toujours d'être écrasée par la foule, avant d'avoir pu se mettre à l'abri : c'était comme une sorte de cauchemar ambulatoire. Elle éprouvait souvent des maux de tête et se sentait toujours fatiguée, de sorte que son existence était des plus misérables. Pendant quelque temps, elle ressentit un goût étrange dans la bouche, qu'elle retrouvait dans tous les mets : c'était un goût moitié acide, moitié goût de sang. Elle remarquait souvent une odeur putride dans le nez. L'appétit était mauvais. La langue était large, sans enduit ; elle n'était pas marquée par les dents, quoique trop large pour la bouche. Le cœur était faible ; il n'était pas hypertrophié. Il n'y avait pas de souffle et pas de changements importants dans les bruits du cœur.

La respiration était très-brève pendant les mouvements, calme à tout autre moment ; pas d'orthopnée. Le foie et la rate n'étaient pas agrandis d'une manière précise, mais ils étaient un peu sensibles et plus fermes qu'à l'état habituel. Il y avait, en apparence, une grande quantité de graisse sous-cutanée de toutes parts, mais surtout au cou, au creux sus-claviculaire ; le corps thyroïde n'était pas appréciable. Le sang, examiné au microscope, paraissait sain. L'urine, examinée à plusieurs reprises, avait une densité au-dessous de la normale d'environ 1008 à 1017 ; elle n'était pas plus abondante ; elle ne contenait pas d'albumine, du moins pendant les années 1871 et 1872.

En 1875, tous ces symptômes se retrouvaient encore, mais la malade était encore plus faible.

Au commencement de 1876, lorsqu'elle revint après une longue absence, nous trouvâmes que l'urine était devenue albumineuse, et qu'il y avait un œdème véritable aux mains et aux pieds. En janvier 1877, son état était notablement modifié.

Le teint était jaune pâle, et sur la rougeur des joues se dessinaient des vaisseaux élargis. Avec l'apparition de l'anasarque vulgaire, les symptômes nerveux s'étaient calmés en partie. Elle montrait sa langue, elle parlait et se mouvait plus rapidement. La sécheresse était aussi prononcée que jamais ; mais, au moindre motif, la peau se couvrait d'une transpiration excessive et qui disparaissait aussitôt. La peau du corps et des jambes était luisante et parsemée d'espaces lisses, alternant avec des sillons et des plis. Elle était débarrassée de ce sentiment intérieur de dépression profonde ; mais elle était facilement mise hors d'haleine, et ne pouvait se tenir allongée avec satisfaction. Le cœur était décidément élargi. Le premier bruit était dédoublé à la pointe, et le second bruit l'était également à la base, entre l'aorte et l'artère pulmonaire. Le second bruit était renforcé au niveau de l'aorte. Les artères étaient partout dures et tendues, et la radiale droite était dilatée et de forme irrégulière, comme dans l'athérome. Des tracés recueillis sur la radiale furent obtenus difficilement à cause de la dureté de la peau, et restèrent obscurs à cause de l'irrégularité de la respiration et des mouvements musculaires. Le thermomètre à surface de Hawksley nous donna 94°9 au-dessous du sein droit, 95° au-dessous du sein gauche, 97°2 sous l'aisselle, 98°8 dans la bouche, la température de l'appartement étant de 60°.

L'urine était à 1004 ; sa quantité était augmentée ; elle était légèrement acide, pâle, claire, et contenait un peu d'albumine. Les symptômes d'une néphrite corticale s'étaient développés et avaient pris la place des premiers symptômes, complétement différents.

Les nouveaux symptômes augmentant peu à peu de gravité, la maladie se termina par la mort, au commencement de mars 1877, au milieu de la dyspnée et de l'épuisement des forces.

La température axillaire se maintint assez basse pendant le mois de janvier, jusqu'à la mort, tombant souvent à 95° et ne dépassant jamais 97°6, jusqu'à quatre jours avant la mort ; à ce moment, elle s'éleva à 99°.

Observation III

Goodhart, *Med. Times and Gaz.*, 1 may 1880. — Résumé ; extrait du travail de Blaise.

Il s'agit d'une petite fille de quatre ans, présentant un état de crétinisme très-accusé, avec embonpoint considérable, visage rond et sans expression, mains déformées, particulièrement au niveau des éminences thénar et hypothénar ; l'existence du corps thyroïde était douteuse. L'excès de graisse sur tout le corps, la pâleur jaunâtre des téguments, rare chez l'enfant, font penser à l'auteur qu'il s'agit de quelque chose de semblable au myxœdème des adultes.

Goodhart s'étend longuement sur le crétinisme sporadique ; puis il établit un parallèle avec le myxœdème, et trouve entre ces deux affections des relations évidentes. La lecture de cette observation n'a pas entièrement convaincu Blaise, en ce qui concerne l'existence du myxœdème.

Observation IV

Bourneville et d'Olier, *Note sur un cas de crétinisme avec myxœdème, cáchexie pachydermique*. (*Progrès médical*, 20 août 1880, n° 35.)

Le sujet dont ils s'occupent est un enfant de neuf ans, difforme et présentant l'aspect d'un enfant de deux ans. Il n'existe ni antécédent névropathique ni consanguinité. Né à terme, il reste en nourrice jusqu'à un an, dans des conditions hygiéniques déplorables. A cette époque, on note quelques convulsions. A quinze mois, l'enfant commence à marcher et ne diffère sous aucun rapport des enfants de son âge. Depuis, sans nouvelle attaque de convulsions, il se produit un arrêt du développement, l'enfant devient gâteux. La dentition s'opère lentement et n'est pas complète à sept ans. Actuellement on observe : état d'inertie avec obtusion intellectuelle et apathie complète ; tête volumineuse, dont la forme se rapproche d'un pain de sucre ; calvitie presque complète, avec cheveux courts, secs, presque noirs ; visage hideux ; front et racine du nez couverts de rides ; nez camard ; peau de la face, mate, d'un blanc jaunâtre, bouffie et absolument glabre ; la bouffissure est surtout marquée au niveau des joues, des lèvres et des paupières. La lèvre inférieure est fortement renversée (état dû en partie à une rétraction cicatricielle de la peau du menton) et laisse échapper presque continuellement la salive. Les dents sont pour la plupart cariées et usées ; il n'existe pas de malformation du voile du palais. La bouffissure de la face n'a pas toujours existé au même degré. Actuellement, physionomie sans expression ; la joie s'exprime par un sourire grossier et disgracieux. La parole est réduite à quelques monosyllabes ; la voix enrouée, nasillarde ; les réponses sont lentes à venir et comme traînées. La peau du cou est notablement épaissie, et le corps thyroïde à peine marqué. La peau du tronc paraît fine, d'un blanc mat, résistante sous le doigt, comme infiltrée ; il semble qu'elle recouvre une épaisse couche de tissu cellulaire lâche. En divers points du thorax, elle est soulevée par des tumeurs molles, tremblotantes et d'apparence myxœdémateuse.

La température, recueillie sur le devant de la poitrine et sur des tumeurs cervicales, a été de 35°2 et 36°2, la température extérieure étant 25°1. Au rectum, elle est restée invariablement pendant huit jours à 37°2 le soir. Sur la face externe du bras, le thermomètre a donné 33°8 à droite, 34°1 à gauche ; à la main on note d'ailleurs un abaissement de température.

L'urine, examinée à plusieurs reprises, n'a présenté ni glucose, ni albumine. Partout la peau est absolument glabre ; la sensibilité générale paraît émoussée ;

le chatouillement·n'est pas ordinairement perçu. Le malade présente au froid une sensibilité exagérée. Les sens spéciaux, — vue, ouïe, goût, — ne semblent pas atteints. Enfin il n'existe pas de troubles digestifs et le sommeil est tranquille. Un fait remarquable est l'amélioration sensible survenue après l'administration des bains, de préparations toniques et ferrugineuses.

Observation V

Charcot. — Résumé; extrait du travail de Thaon (*Revue mens. de méd. et de chir.* 10 août 1880)

Homme de cinquante-cinq ans, de haute taille (6 pieds), malade depuis cinq ans (janvier 1878). Le début de l'affection paraît avoir été assez brusque; du moins le malade lui assigne-t-il une date précise. Au mois de mai, il y a cinq ans, il aurait été pris de gonflement des quatre extrémités, sans douleur, sans rougeur à la peau. En même temps l'état général a commencé à devenir mauvais, l'appétit s'est perdu, et depuis cette époque l'état du malade a toujours été en s'aggravant. Actuellement X... est au lit à la suite d'un accident qui survient pour la seconde fois. Cet accident consiste dans une espèce d'obstruction intestinale, avec débâcle consécutive. Habituellement constipé, il arrive d'ordinaire à se tenir le ventre libre à l'aide de moyens appropriés; mais de temps en temps il survient un moment où les purgatifs, même énergiques, ne produisent plus aucun effet; puis au bout de quelques jours survient la débâcle, précédée et accompagnée de douleurs violentes dans les parties inférieures du ventre, envies de vomir, etc. Il y a un mois environ, l'expulsion des matières fécales a été suivie d'un écoulement par l'anus de sang et de matières glaireuses. Il n'en a pas été de même cette fois-ci. A part cette circonstance, qui a motivé son séjour au lit, X... se lève habituellement dans la journée; mais il est paresseux, apathique, et éprouve une répugnance presque invincible pour toute espèce de mouvement. S'il s'agit de soulever le plus petit objet, une assiette par exemple, il semble au malade qu'il n'aura pas la force de la soutenir et qu'il va la laisser tomber. Le mouvement de porter les aliments à la bouche est lui-même pénible; la marche, elle aussi, est difficile, et le malade n'a pas fait vingt pas qu'il est obligé de s'arrêter, avec un sentiment de pesanteur dans les reins et de fatigue excessive. Cependant la force est conservée dans les muscles, puisque il y a quatre ou cinq jours il lui arriva de soulever de chaque main un sac contenant sept boisseaux de pommes de terre, pour voir celui des deux qui était le plus lourd.

Dans les jambes, les muscles ne paraissent pas davantage affaiblis.

La face est pâle, bouffie, les paupières tombantes et épaissies, la physionomie sans expression ; masque immobile; les lèvres fortement renversées en dehors, violacées; la peau des oreilles pâle, un peu épaissie, mais surtout plissée, comme ayant subi une distension qui a diminué.

Le cuir chevelu lui-même est œdémateux; les cheveux se sont raréfiés par larges plaques irrégulièrement disséminés. Le cuir chevelu et la face sont assez souvent le siège d'une desquamation lamelleuse abondante. La langue est épaisse, se meut difficilement; la parole est empâtée. Bien qu'il n'y ait pas, paraît-il (Sichel), de lésions au fond de l'œil, la vue s'affaiblit progressivement, le malade ne peut plus lire. Il en est de même de l'ouïe. L'écoulement des larmes est anormalement abondant et gêne, lui aussi, la vision ; les paupières sont souvent collées le matin. Il se fait fréquemment un écoulement séreux abondant par le nez. De même, dans la bouche, une production excessive de salive, qui pendant le sommeil s'écoule au dehors au point d'inonder l'oreiller, et pendant la veille gêne beaucoup le malade. Cet écoulement de salive s'accompagne d'une sensation particulière, qui part du creux épigastrique, remonte le long du sternum et fait croire au malade que le liquide provient de l'estomac. Jamais il n'y a de vomissements.

Rien au cœur, bien que le malade ait eu autrefois des palpitations.

Dans la poitrine, légère matité à la base droite en arrière (foie ?); aux deux bases du reste, râles sous-crépitants assez volumineux.

Le ventre est volumineux, mais ne contient pas trace de liquide. Du reste, le degré de distension du ventre est extrêmement variable : tantôt il est distendu à l'excès, tantôt au contraire presque aplati.

Le malade se plaint d'un sentiment habituel de constriction autour du ventre et d'une douleur assez vive au niveau du creux épigastrique et de l'hypochondre gauche ; cette gêne est telle que le malade ne peut conserver la position assise; s'il se trouve penché en avant, il est aussitôt pris d'une véritable suffocation.

X... éprouve de la difficulté à uriner, mais il n'a jamais eu une véritable rétention d'urine.

Observation VI

Thaon, *Revue mens. de méd. et de chir.*, 10 août 1880

Mme X..., âgée de quarante ans, née à Zante (îles Ioniennes), se présente à notre observation en novembre 1878.

A première vue, nous sommes vivement frappé par l'aspect de sa figure, qui est élargie et gonflée, par les proportions difformes de ses membres et de son corps, par le son nasillard de sa voix, par la lenteur de sa parole et de tous ses mouvements.

La face est arrondie, large, sans expression : c'est un véritable masque facial. Le teint est pâle ; la peau est demi-transparente, blanc jaunâtre, ayant les tons de la porcelaine ; les joues, au contraire, sont d'un rouge vif et font le plus singulier contraste avec la pâleur générale de la peau.

Les paupières sont gonflées, forment deux bourrelets qui gênent l'écartement palpébral; elles sont transparentes, rappellent les paupières des brightiques, mais elles résistent à la pression du doigt. Les pupilles sont normales, l'acuité visuelle est excellente.

Le nez est aplati à la racine ; l'écartement entre les deux yeux est considérable ; les narines sont épaisses, charnues, pâles.

La bouche est peu mobile ; les lèvres sont démesurément gonflées, violacées, renversées en dehors ; la salive s'écoule par moments des commissures labiales. C'est l'état de la bouche et des yeux qui donne à la physionomie son principal caractère et lui enlève toute expression. La langue est volumineuse ; elle est rosée, sans enduit ; on dirait qu'elle ne peut trouver place dans la bouche. La luette est grosse, pendante, cylindrique, sans rougeur.

Les gencives sont boursouflées, violacées ; les dents sont ébranlées.

La voix est nasillarde, empâtée, et ajoute quelque chose de particulier à l'expression déjà si étrange de la malade.

. Les membres supérieurs et inférieurs sont énormes ; ils sont partout cylindriques ; les attaches naturelles se dessinent à peine : on dirait des membres déformés par une anasarque considérable.

· Les mains sont gonflées, lourdes, massives ; les pieds sont énormes, pesants, se mouvant d'une seule pièce. Toutes ces régions offrent une consistance ferme, dure ; le doigt ne s'enfonce pas dans la peau : si c'est de l'œdème, c'est de l'œdème dur.

Sauf aux extrémités, la peau a gardé partout sa coloration et sa souplesse normales ; mais elle est particulièrement sèche et rugueuse, couverte de lamelles épidermiques qui se détachent et se reforment. Aux extrémités, à la paume des mains et à la *plante des pieds,* la peau prend la consistance du cuir ; elle est écailleuse, couverte de squames très-larges et très-épaisses. Cet aspect singulier des membres, des pieds et des mains, rappelle les extrémités des pachydermes à la peau écailleuse, épaisse, brunâtre ; aux formes lourdes, pesantes.

Le reste du corps offre la même apparence, mais moins marquée. Partout la peau est luisante, sèche, rugueuse ; aucune trace de transpiration ni de sécrétion sébacée ; le dos, la face antérieure du tronc fournissent en abondance des lames furfuracées. Tous les poils ont disparu du pubis, des aisselles ; la peau est glabre partout. Les mamelles sont très-gonflées, très-lourdes, très-fermes au toucher. Le front présente des rides profondes, des plis formés par la peau épaissie. Même aspect à la nuque, au cou, aux oreilles. Le cuir chevelu paraît également un peu épaissi ; les cheveux, jadis très-noirs, sont un peu décolorés et clairsemés.

La physionomie actuelle de la malade contraste singulièrement avec celle d'autrefois : deux photographies, une qui date de quinze ans, l'autre de sept ans, font ressortir ce changement. Sur les photographies, la figure est ovale et allongée, plutôt maigre ; la physionomie présente une grande vivacité d'expression ; le corps paraît svelte et animé.

La démarche de la malade est lente, pénible ; elle avance en se balançant et en entraînant une moitié du corps après l'autre ; le moindre obstacle l'arrête et la trouble. Tous les mouvements lui coûtent à exécuter ; tous les actes intellectuels s'accomplissent avec lenteur. Si on l'interroge, elle fait attendre sa réponse. Une fois en train de parler, aucune objection ne l'arrête ; elle continue, elle développe longuement et lentement sa pensée avec sa voix monotone et nasillarde, et c'est à la fin de sa pensée seulement qu'elle songe à revenir à l'objection qu'on lui a posée. Aussi l'interrogatoire est-il long, et il a fallu bien des heures et une certaine dose de patience pour obtenir d'elle les détails commémoratifs nécessaires.

Elle apporte la même lenteur en toutes choses ; malgré les secours d'une femme de chambre, elle met un temps très-long pour s'habiller. Elle écrit, mais il lui faut une heure pour écrire une page. Ce n'est pas que cette paresse de la pensée et des mouvements, cette placidité de la physionomie, ne soient traversées par des éclairs de vivacité. Tantôt c'est le rire qui survient au sujet d'une pensée ou d'une réflexion, mais un rire particulier qui n'anime pas la figure, un rire bizarre, guttural, qui ferait croire que la malade est idiote. Ou bien ce sont des mouvements de colère, et elle en a souvent à propos de son mari, de ses médecins, qui, dit-elle, lui ont fait le plus grand mal, etc.

En somme, tout ce qu'elle dit, tout ce qu'elle fait est raisonnable, et l'on peut tout obtenir de son cerveau, mais avec une lenteur qui est remarquable. De même, les muscles sont lents et paresseux à obéir, mais paraissent susceptibles d'accomplir tous les mouvements. La peau est notablement altérée, mais ne présente pas d'anesthésie.

Les autres fonctions paraissent à peu près normales. La respiration est pure partout ; le cœur n'offre aucun trouble. Les urines ont une densité de 1016 ; elles sont pâles, abondantes (1800 cc. par jour) ; elles ne contiennent aucune trace d'albumine. Le foie et la rate ont leurs dimensions habituelles.

La menstruation est régulière, plutôt abondante ; elle s'effectue sans douleurs. La malade a eu un seul enfant, il y a vingt ans.

Le sang obtenu par une piqûre d'épingle est pâle. Examiné au microscope, il n'offre pas d'exagération dans la proportion des globules blancs. Mais nous n'avons pu nous livrer à un examen plus approfondi, car nous nous sommes heurté au refus obstiné de la malade, dont la pusillanimité est très-grande.

D'après la pâleur de la peau et des muqueuses, d'après la coloration du sang et les bruits de souffle qui existent dans les vaisseau du cou, il est incontestable que la malade est anémique à un assez haut degré.

La digestion est très-laborieuse ; la malade ne digère que la viande ; elle souffre après les repas pendant des heures ; elle rejette une quantité énorme de gaz ; son estomac est très-dilaté.

Elle éprouve aussi des picotements très-pénibles à la peau, dès qu'elle a eu une émotion ou qu'elle se trouve dans un appartement très-chaud.

La nuit, elle a des rêves affreux : elle se réveille en sursaut, elle voudrait tuer quelqu'un. Dans la journée, elle a des mouvements haineux sans raison

La malade est dans cet état depuis quelques années. Elle s'est mariée à dix-huit ans, a quitté son pays, où le climat est sec, tempéré, très-ensoleillé, pour habiter Londres, où le climat est humide et brumeux. Elle a eu un enfant, qu'elle a perdu bientôt ; elle en a ressenti un vif chagrin, augmenté par le désaccord qui règne dans le ménage. Tous ces ennuis ont miné sa santé ; elle a commencé à souffrir d'anémie et de dyspepsie. On l'a promenée dans toutes les villes d'eaux ; on l'a renvoyée dans son pays, où elle s'est rétablie. Rentrée en Angleterre, elle est redevenue languissante ; elle a consulté toutes sortes de médecins : les uns la traitaient comme hypochondriaque ; d'autres, comme si elle était atteinte de maladie de Bright. Enfin en 1878, elle a consulté M. Charcot, qui a caractérisé sa maladie du nom de *cachexie pachydermique* et l'a envoyée à Aix-les-Bains.

La cure, dirigée par le Dr Brachet, a amené quelque soulagement, et la malade est venue passer l'hiver à Nice.

Cette première saison (1878-79) a eu quelques résultats heureux ; à la fin de son séjour, la malade était plus animée, moins languissante.

Elle retourne à Aix et revient pour une seconde saison à Nice (1879-80). Cette fois l'amélioration est certaine : la plupart des symptômes s'amendent, la figure, les paupières, les lèvres, se dégonflent en partie ; la peau n'est plus absolument glabre ; quelques poils se montrent au pubis et aux aisselles ; les membres restent gros, mais ils sont moins massifs ; la peau des pieds et des mains, épaisse et moins écailleuse. La parole est un peu plus déliée, moins monotone. La malade fait d'assez longues promenades ; elle se livre à des travaux d'aiguille et joue du piano. Elle repart pour Aix. Qu'adviendra-t-il d'elle ? obtiendrons-nous une amélioration progressive ? Nous ne perdrons pas la malade

7

de vue ; l'observation sera continuée. Mais, telle que nous venons de la rapporter, elle montre bien que nous sommes en présence d'un type clinique bien précis, d'un état pathologique suffisamment défini.

Observation Vll

Thomas Inglis, *Two Cases of Myxœdema* (*The Lancet*, p. 496). — Résumé ; extrait du travail de M. Blaise, vol. II, 1880. 1re Observation

Thomas Inglis publie deux nouvelles observations. La première se rapporte à un homme jouissant d'une bonne santé habituelle, qui, péniblement affecté des désordres de sa femme, tombe dans la mélancolie et entre à l'Asile après avoir tenté de se suicider en prenant une grande quantité d'opium. A cet état de mélancolie, qui cesse au bout de trois mois, succède un œdème qui envahit insensiblement et progressivement les paupières, les mains, les membres et le tronc. Les paupières sont gonflées, ridées, couleur de cire ; le nez est épaté, les lèvres épaisses, la lèvre inférieure proéminente. La physionomie prend un caractère d'hébétude et perd même son expression. La langue paraît trop grande pour la bouche, sans cependant qu'il y ait un œdème marqué. Le langage du malade est lent ; sa façon de parler rappelle, particulièrement le matin, le début d'un hémiplégique, et aussi l'articulation embarrassée de l'épileptique. Les mains prennent bientôt la forme de bêche ; le malade y éprouve des sensations de raideur, de froid, d'engourdissement ; mais nulle part la pression du doigt ne détermine de godet, et l'urine ne renferme pas d'albumine (d = 1015)). Le cœur bat lentement, mais paraît sain. La surface du corps est toujours froide au toucher, et le malade n'a jamais chaud, même dans les grandes chaleurs. La température axillaire est de 95° Fahr. La peau est sèche, dure, et sa sensibilité est émoussée comme dans la sclérodermie : le chatouillement de la plante des pieds ne détermine pas de réflexe. On observe quelquefois de courtes transpirations. La préhension est faible ; l'excitabilité faradique des muscles, des membres et du visage, diminuée, ce qui n'existe pas sur la calotte crânienne, où l'œdème est peu marqué.

D'ailleurs, il n'existe pas d'atrophie musculaire.

Ce fait de la diminution de la contractilité faradique des muscles aux endroits où l'œdème est marqué ne tient pas, dit l'auteur, à une dégénérescence des éléments nerveux périphériques, mais résulte de l'obstacle mécanique à l'excitation des terminaisons nerveuses, créées par l'infiltration mucoïde.

Inglis compare la démarche de son malade à celle d'un canard. Du côté des sens spéciaux, il note de la surdité coïncidant avec une intégrité de la vue et de l'odorat. L'appétit est d'habitude assez mauvais ; le malade pourrait rester sans inconvénient plusieurs jours sans manger ; il trouve d'ailleurs mauvais goût aux aliments. Enfin le patient tombe dans un état de léthargie très-prononcée, et on note, à côté d'une constipation habituelle, les troubles psychiques suivants : affaiblissement de la mémoire, particulièrement en ce qui concerne les faits récents, et dégradation des facultés intellectuelles.

Observation VIII

La seconde observation de Ch. Inglis se rapporte à une femme de trente-neuf ans, mère de huit enfants bien portants. La sœur de cette malade avait été atteinte de manie puerpérale et la mère est morte d'une attaque d'apoplexie. Le début de la maladie s'est fait, il y a cinq ans, par une attaque de mélancolie avec perversion des divers sens spéciaux. Ainsi cette femme trouve à tout une odeur de poudre. Elle présente les mêmes phénomènes morbides que le malade précédent, mais moins prononcés. Les facultés intellectuelles sont affaiblies. Au bout de deux ans, il survient un véritable état de manie, qui nécessite l'entrée dans un asile. A ce moment elle est reine, possède des châteaux, etc. La vue est bonne, mais le goût et l'odorat sont pervertis. Les aliments contiennent du tabac à priser, sentent le poison. De nombreuses verrues apparaissent sur les bras. Comme chez malade précédent, les perversions sensuelles sont plus accusées le matin. A ce moment, elle peut à peine voir. Du côté du cœur, rien de particulier, à part un claquement énergique du second bruit. L'urine est normale (d = 1010). La malade, qui possédait autrefois un caractère assez doux, est actuellement irritable, passionnée, s'irrite sans motifs. La conversation est naïve et enfantine ; elle se tient souvent à elle-même un langage incohérent. L'attention est affaiblie, le jugement faux, la mémoire en assez bon état. Elle est affectueuse à l'égard de ses enfants.

Observation IX

Dyce Duckworth, *Two Cases of Myxœdema (Lancet)*, t. II, p. 815 ; 1880. — Résumé ; extrait du travail de M. Blaise

Une femme de quarante-sept ans, bien constituée, est admise, au mois d'août 1879, à Saint-Bartholomew's Hospital. Elle a eu neuf enfants et plusieurs fausses couches et ne présente aucun antécédent syphilitique. Au premier abord, on croirait avoir affaire à un cas de maladie de Bright. La peau de la face est bouffie, particulièrement au niveau des paupières et des lèvres; présente une coloration cireuse, à l'exception des pommettes, qui sont rouges. La facé, la peau du crâne et l'épaule gauche, présentent quelques tumeurs acquises et non congénitales, sur lesquelles Duckworth attire l'attention, parce qu'elles se trouvent signalées dans d'autres cas. Le corps thyroïde est petit; les téguments du tronc et des membres sont enflés et bouffis, les mains larges et grossières. Le sang présente une teinte pâle; les muqueuses sont anémiées. La contraction cardiaque est faible, le pouls généralement au-dessous de 60. Mais tous les organes internes paraissent sains. La malade a un appétit capricieux, des nausées et des vomissements fréquents et de la constipation ; les règles ont été supprimées pendant six mois. L'urine (d = 1015 à 1022) ne présente ni albumine, ni glucose. De plus, l'on observe de la lenteur dans la parole et les idées. La voix est nasillarde. La malade marche en se dandinant, avec hésitation, se gardant bien de traverser une rue. Elle est toujours triste ; les stimulants l'engourdissent. La force musculaire se montre plus considérable en été ; enfin il existe une sensibilité exagérée au froid. La température, prise pendant dix-huit jours consécutifs, quatre ou cinq jours après le début de la bouffissure, montre une élévation en faveur du côté gauche (93°,4 — 97°,8 F. = 34°, 1 à droite ; 95°,4 ; - 99°,4 F. = 35°,2 à 37°4, à gauche). Sans cesse exposée aux mauvais traitements d'un mari brutal, la malade avait mené une existence malheureuse. L'administration de toniques divers, de préparations arsenicales, associée à une alimentation choisie, ne donne aucun résultat. Sept ans auparavant, elle avait été soignée à Guy's Hospital pour une parésie de la jambe droite, avec anesthésie autour de la cheville, qui avait disparu sous l'influence de l'électricité et des toniques.

Observation X

(Deuxième cas)

Le deuxième cas que je vais citer se rapporte aussi à une femme âgée de quarante ans, d'une forte constitution. Bien portante jusqu'à l'âge de quarante-deux ans, la malade avait évolué lentement. Il n'existait aucune prédisposition héréditaire. Les téguments, à l'exception des pommettes, présentent une teinte pâle. La bouffissure des paupières, l'aspect général du visage, rappellent la néphrite chronique. La malade est triste, languissante. Le corps thyroïde présente

un volume normal. Les mains sont en forme de bêche ; les jambes sont œdématiées, la droite beaucoup plus que la gauche. Il existe un catarrhe chronique
des bronches et une constipation habituelle. Le pouls est à 80. L'urine ne renferme pas d'albumine (d = 1005). Réglée irrégulièrement cette année, la malade
a remarqué que depuis huit ans ses règles étaient plus abondantes. Il y a deux
ans, elle s'est aperçue que le travail à l'aiguille devenait difficile ; en même
temps les mouvements s'opéraient avec plus de lenteur. Sans présenter une hésitation proprement dite dans la marche, la malade n'osait plus trop s'aventurer
dans les rues ; parfois elle avait de la peine à garder l'équilibre, se laissait tomber et mettait longtemps à se relever. Elle était aussi particulièrement sensible
au froid et aux changements de température. Enfin elle trouve mauvais goût
aux aliments et prétend que ces derniers sont mal préparés. Le thermomètre
donne dans l'aisselle droite 99°,4 F. (37°,4 C.); dans la gauche, 97°,2 F.(36°,2 C.).
Le traitement n'a pas modifié l'état cachectique de la malade.

Observation XI

Hammond, *On Myxœdema with special reference to its cerebral and nervous symptoms.* — Résumé ; extrait du travail de M. Blaise

M. Hammond parle d'un cas qu'il a observé et qui présentait, entre autres
particularités remarquables, des ongles cassants et une diminution de l'excré-
tion de l'urée. Il rappelle que, pour lui, la maladie tient à un trouble profond
du grand sympathique. Dyce Duckworth pense, de son côté, que le myxœdème
est une maladie d'origine centrale, sous la dépendance de troubles de la nutrition. Enfin Hammond vient de publier un article important sur le myxœdème,
qu'il envisage particulièrement au point de vue des troubles nerveux et cérébraux. Les phénomènes de cet ordre, notés par ses devanciers, sont : un affaiblissement notable de l'intelligence, des réponses lentes et inexactes, une mémoire imparfaite, des illusions et des hallucinations fréquentes des sens spéciaux, pouvant entraîner un véritable état de manie (Savage). Cependant l'état
habituel est plutôt un état de lassitude, de stupidité, qui rappelle assez bien ce
que l'on désigne sous le nom de démence aiguë.

Hammond note, en passant, la ressemblance qui existe entre les malades
atteints de myxœdème et ceux qui sont intoxiqués par l'arsenic. Puis il cite une
observation personnelle, tout particulièrement intéressante au point de vue des
troubles nerveux.

Il s'agit d'une femme de quarante et un ans. Au premier abord, il semble qu'on a affaire à un œdème généralisé, conséquence d'une affection cardiaque et rénale. Le visage et particulièrement les paupières sont tuméfiées ; la peau du front, rude, est enflée par places ; le nez est épaté ; les lèvres, surtout la lèvre inférieure, sont proéminentes ; on dirait que le malade a reçu un grand coup de poing sur la bouche. Au niveau des pommettes, la peau est épaissie et colorée en rouge de chaque côté, sur un espace d'un dollar. Le cou et les mains sont fortement œdématiés ; les doigts élargis en forme de massue, sans incurvation des ongles. Cet œdème se retrouve sur toute la surface du corps, mais nulle part la pression ne détermine de cupule. La sensibilité générale de la peau est notablement diminuée ; ainsi, sur les joues, la malade distingue difficilement les deux pointes de l'esthésiomètre avec l'écartement d'un pouce et demi (ce qui équivaut à trois fois la distance normale). A l'extrémité des doigts, il faut un écart de cinq douzièmes de pouce pour obtenir deux sensations. La malade a ressenti au début des douleurs uniquement localisées à divers points de la tête. Il lui semblait marcher sur un coussin, et l'extrémité des doigts paraissait serrée comme par un dé à coudre. Elle éprouvait aussi comme une sensation d'engourdissement à la face, à l'extrémité de la langue, aux bras et aux jambes. La force musculaire était affaiblie, la marche chancelante, la préhension peu énergique. Il existait de l'incoordination dans les mouvements des membres supérieurs et inférieurs. La marche les yeux fermés était incertaine, et, dans la marche ordinaire, la malade fixait constamment le sol comme dans l'ataxie. Le sens du tact se trouvait notablement affaibli.

L'examen microscopique démontrait l'existence d'une névro-rétinite bilatérale. Les objets paraissaient tachés et entourés d'une ombre. Les pupilles étaient égales, paresseuses ; enfin il y avait de temps en temps de la diplopie. L'acuité auditive était notablement émoussée : le tic-tac d'une montre était perçu à 20 pouces de l'oreille gauche, à 26 à droite. A une certaine époque, il y avait eu des tintements d'oreille. Les autres sens spéciaux, le goût, l'odorat, présentaient, eux aussi, un affaiblissement très-marqué : il était impossible pour le malade de distinguer, par la saveur ou l'odeur, un poisson d'un « *roast-beef*. »

Il existait de fréquentes hallucinations de la vue et de l'ouïe. La malade parlait de certains Français qui s'efforçaient de la faire souffrir en mettant du vitriol dans son lit et dans ses aliments ; d'autres fois, elle entendait des voix qui lui faisaient le récit des tortures qu'elle devait subir.

Quant aux troubles psychiques, les voici tels qu'ils sont rapportés par Hammond : « Il s'était produit un affaissement manifeste de l'intelligence ; s'agissait-il de répondre aux questions les plus simples, la malade regardait fixement, une minute entière, celui qui l'interrogeait, paraissait ne pas comprendre la question ou du moins ne pas savoir quelle réponse faire. Il était des choses tout à fait élémentaires qu'elle ne comprenait pas le moins du monde : ainsi elle fut incapable de me dire combien faisaient 60 et 25 ; elle fixa les yeux sur moi quelque temps et dit enfin : « Oh ! toutes ces choses là ! » Il me fut impossible de tirer d'elle aucune réponse.

La mémoire était également atteinte. On fut obligé de lui souffler avant qu'elle pût dire où elle habitait; en donnant le nom de ses enfants, elle commit plusieurs erreurs, qu'elle finit par corriger pourtant elle-même. La mémoire des mots était peut-être plus atteinte, mais sans qu'il y eut une véritable aphasie. La malade arrivait sans trop de difficulté à donner le nom des objets qu'on lui désignait, mais sa prononciation semblait déceler une parésie de la langue. Elle dormait peu, se réveillait souvent, en sursaut, effrayée, et on n'arrivait qu'avec peine à la rassurer.

Pour terminer cette observation d'Hammond, dont nous avons tenu à donner une idée complète, nous noterons encore une constipation habituelle, un excès d'urates dans les urines, un pouls lent et faible, enfin l'abaissement de la température, prise, soit dans l'aisselle, soit sous la langue, et qui ne fut jamais trouvée supérieure à 96° Fahr. (35°,5 c).

Observation XII

J. Hopkins, *the Lancet*. Dec. 10; 1881. — Asile métropolitain des malades : infirmerie de Cleveland street.

S. K..., âgée de quarante-neuf ans, couturière, fut admise le 11 décembre 1880. Elle est née à Londres. Son père est mort à l'âge de soixante-trois ans, d'un abcès au foie; sa mère est morte de phthisie à l'âge de trente-cinq ans. Elle a quatre frères et sœurs. Un frère était atteint de consomption, l'autre avait eu une nécrose du maxillaire et des rhumatismes. Une sœur avait toujours des indigestions pénibles, et l'autre des douleurs dans le dos. La dernière devenait de plus en plus semblable à la malade pour l'état, les manières, l'apparence extérieure. Son visage s'enflait, son abdomen se développait ; elle prétendait souffrir aussi de la matrice. La malade avait eu onze enfants, dont quatre étaient morts: le second et le troisième, consécutivement entre les âges de deux et cinq ans; tous de quelque affection cérébrale, d'épuisement, de convulsions.

L'aînée de ces enfants était, au moment de l'admission de la malade, une femme mariée et avait eu un enfant vivant, suivi de deux fausses couches. Elle souffrait d'une forte enflure de l'abdomen et d'une affection de la matrice.

Les six autres enfants que la malade avait eus étaient tous très-délicats pendant leur jeunesse. On ne parlait ni de syphilis, ni d'excès alcooliques. Lorsqu'elle était enfant, la malade manquait d'énergie et avait des vertiges, des brouillards devant les yeux, des douleurs dans la région pelvienne et une incontinence d'urine. A la puberté, elle souffrit de douleurs du bassin, de leucorrhée, de menstruation irrégulière et de violents maux de tête. Elle se maria à l'âge de vingt ans, et depuis lors, enceinte ou non, ne cessa de souffrir du bassin. Elle n'avait jamais gardé la chambre, excepté après ses dernières couches, onze ans avant son admission; elle souffrait d'une *inflammation d'entrailles*, et à cette époque sa figure et ses jambes enflèrent, celles-ci recevant la marque de la pression. Le premier signe de son état présent qu'elle ait remarqué a été la plénitude du cou au-dessus des clavicules, *longtemps avant* ses dernières couches.

Les symptômes, s'aggravant par intervalles, devinrent graduellement plus sérieux, et, durant les sept dernières années, la malade était toujours exposée à tomber. Juste avant ses dernières couches, son mari fit faillite, et mourut trois ans plus tard, la laissant dans une position très-gênée.

Lors de son admission, comme aspect général, la malade était grande et mince, avec un gros ventre très-proéminent. L'expression était hébétée, la peau du visage couleur de cire et rappelant l'hydropisie. Les paupières étaient enflées, la paupière supérieure pendante; le nez était mal défini et semblait trop large à la base; les lèvres étaient épaisses et enflées, et sur chaque joue ressortait d'une façon permanente une plaque rouge à vaisseaux sanguins grossis. Les parties au-dessous du menton et du cou semblaient très-remplies, et, au-dessous des clavicules, l'enflure formait une proéminence considérable. La couronne de la tête était chauve; la peau qui la couvre, sèche et ridée, et les cheveux, d'un châtain roux, secs et crépus, étaient rares. Sur toute la surface du corps, la peau était froide, sèche et ridée, flottante, sans élasticité. Sur le corps, l'aspect hydropique était plus marqué qu'aux extrémités, mais nulle part la peau ne se creusait sous une pression. Aux mains et aux pieds, elle était lâche et enflée, sans aucune apparence d'hydropisie. Durant l'extrême chaleur de l'été, la peau transpira librement pour la première fois depuis des années. L'état des ongles était normal. Les aisselles étaient complètement dépourvues de poil, ainsi que le tronc et les membres. Il y avait sur la face plusieurs follicules sébacés hypertrophiés, surtout aux angles du nez, et quelques petits kystes: la malade en ignorait l'existence. On pouvait sentir la glande thyroïde. La température, égale sur les deux côtés, était de 97°,2 Fahrenheit. Les globules sanguins étaient de 99,98 pour cent. La muqueuse du pharynx était pâle et œdémateuse. La salive s'écoulait de la bouche sur le coussin, et il y avait des renvois fréquents avec un bruit de gargouillement. Il y avait quelque difficulté pour avaler. La parole était épaisse, et les mots prononcés lentement, peu articulés et dits sans desserrer les dents. Dans l'acte de la défécation, il y avait chute du rectum et de l'utérus. L'anus ressortait en tout temps d'un demi-pouce. Le pouls (78 par minute) était doux et faible. Il y avait une légère rudesse au premier bruit du cœur à la base, et redoublement du premier bruit au sommet. L'abdomen était très-gros, tendu comme un tambour ; les flancs étaient très-lâches. Le foie et la rate ne présentaient rien d'anormal.

La mémoire de la malade n'était pas aussi bonne qu'autrefois : par exemple, elle oubliait les âges de ses enfants et répétait des questions auxquelles on avait déjà répondu. Elle était douce de caractère et moins têtue que primitivement. Elle soupirait souvent et pleurait quand elle n'était pas occupée. Tous ses mouvements étaient lents. Quand elle marchait, elle chancelait et parfois tombait. L'action réflexe du muscle de la rotule se produisait régulièrement. La malade pouvait se tenir debout, les yeux fermés. Les muscles étaient très bien nourris. Ils ne répondaient aisément ni à un courant interrompu, ni à un courant constant ; même un fort courant ne pouvait amener sur-le-champ des contractions aux muscles des mains. Quarante éléments d'une batterie de Stöhrer ne produisirent, dans le deltoïde, que la plus faible contraction possible, et, dans le dos on ne put obtenir, avec la même puissance de courant, aucune sensation de piqûre, de brûlure, aucune contraction musculaire. Elle se plaignait souvent de douleurs aux pieds, aux chevilles, aux tibias, souvent d'un caractère lancinant. Au sacrum elle souffrait presque constamment. Parfois son état devenait plus mauvais ; la tête se prenait et tous les symptômes s'aggravaient : la langue devenait sale, la face plus enflée ; alors aussi les mains enflaient, les douleurs lancinantes étaient cruelles et laissaient les tibias plus sensibles et les jambes convulsées. La surdité augmentait et les bourdonnements étaient plus forts. Elle avait toujours froid et sentait comme un frisson intérieur. Il y avait toujours de la torpeur aux mains et aux pieds, avec des coups d'épingle et d'aiguille. Le sens du toucher était à peu près normal. La vue était obscurcie par des brouillards et des pluies de points noirs, et, une fois les yeux fermés, elle avait la sensation d'anneaux colorés concentriques. L'aspect du fond de l'œil était normal. Le goût était altéré, et elle ne pouvait plus reconnaître l'odeur même des giroflées.

Les lèvres des organes génitaux formaient un relief plus marqué que de coutume ; les parois du vagin étaient lâches et molles. Le col de la matrice était gros et mou, l'ouverture dilatée et les lèvres retournées. La cavité de l'utérus était agrandie ; le corps même très-mobile. Les ovaires, que l'on pouvait saisir avec une facilité surprenante, n'étaient pas sensibles à la pression d'une façon anormale. Les menstrues cessèrent neuf mois avant l'admission. Avant le mariage, les intervalles étaient d'un à quatre mois. Après les dernières couches, elles reparurent toutes les trois semaines ; elles étaient abondantes et, pendant les quatre dernières années, contenaient de gros caillots de sang. L'urine s'élevait à trois ou quatre pintes par jour, était acide, avait une densité de 1008 à 1010, d'une couleur paille, légère et claire. Il s'y formait un léger dépôt blanc; mais on n'y trouvait ni albumine, ni sucre, ni détritus.

Observation XIII

Lloyd, *the Lancet*, 1881, pag. 138.— Communication à la Société clinique de Londres. — Discussion

Le docteur Lloyd relate deux cas de myxœdème, dont l'un avait été montré à la Société. Le premier cas est relatif à une jeune fille dont la mère était rhumatisante; elle était réglée d'une façon régulière. Depuis cinq ans, elle éprouvait une certaine pesanteur dans les jambes, et tous ses mouvements devinrent lents et réfléchis; elle souffrait aussi d'une douleur à la tête, et sa figure devint bouffie. Depuis trois ans, elle se plaignait d'une certaine faiblesse dans le cou, ce qui lui procurait une sensation désagréable; sa voix devint rauque, sa mémoire imparfaite et l'expression de son visage indifférente. Il semblait que les téguments dans leur ensemble étaient enflés; les paupières surtout paraissaient œdématiées; la peau, qui avait été sèche et rude, sans transpiration, avait un aspect transparent et vint à présenter l'aspect caractéristique de la maladie avec ses traits alourdis; les joues congestionnées, qui contrastaient étrangement avec le reste de la face, vide d'expression. Le timbre de sa voix était nasillard. Pendant ses règles, elle était triste et semblait en proie à des illusions; l'urine contenait un peu d'albumine, mais n'en contient plus maintenant. Sa densité est de 1022.

Observation XIV

Le second cas est relatif à une blanchisseuse, âgée de seize ans, qui vint demander les soins du docteur Lloyd en 1879. Elle présentait les signes du myxœdème; le cœur fonctionnait mal, il y avait de l'ascite. Elle mourut bientôt après. A l'autopsie, on trouva une enflure considérable des extrémités inférieures; la peau de l'abdomen était tendue et brillante; elle était le siége de taches pourprées. Les vaisseaux superficiels de la face étaient injectés; la cavité péritonéale contenait douze pintes, et les cavités pleurales, chacune une pinte de liquide. Les reins étaient cirrhosés, le cœur hypertrophié, les valvules mitrale et aortique épaissies. L'axe cérébro-spinal, examiné, ne présenta rien de caractéristique.

Mér. Hulke désire savoir si, dans la seconde observation, on avait cherché à différencier par des caractères chimiques le liquide épanché de celui de l'hydropisie ordinaire des maladies du cœur. Le docteur Ord a vu l'un et l'autre cas. Le premier était un exemple classique de myxœdème, avec l'enflure générale des téguments, leur aspect transparent, leur sécheresse et leur défaut d'élasticité ; les cheveux étaient rares (ce qui est ordinaire en pareil cas); l'on voyait une coloration très-vive des joues, contrastant avec l'extrême pâleur des paupières. Lorsqu'il vit cette malade, il ne provoqua dans aucune partie du corps le godet œdémateux ; elle avait aussi la lenteur spéciale de la parole. L'urine contenait une faible quantité d'albumine, mais ne présentait aucune autre altération. — Le docteur Ord demande si son collègue Lloyd ne pourrait fournir aucun renseignement sur la température, qui est au-dessous de la normale. — La démarche de la malade était caractéristique ; elle marchait lentement, comme si elle allait tomber.

Le second cas, lorsqu'il le vit, était à sa dernière période, et, quelque temps après, la malade perdit l'enflure caractéristique ; la peau devint plissée et malléable, et les nouveaux symptômes qui dominèrent la scène se passèrent du côté du cerveau et des reins. Cette malade avait manifestement des reins lésés, une hypertrophie cardiaque et des œdèmes multiples. Le docteur Ord est encore occupé à examiner les tissus de ces dernières malades, surtout l'axe spinal, car les symptômes nerveux observés indiquent, soit une altération du système nerveux périphérique, soit une modification dans le système nerveux central lui-même. Tout d'abord, il avait pensé que les altérations de la peau suffisaient pour rendre compte de la diminution de l'activité du système nerveux, et, dans le premier cas, il ne s'était pas inquiété de savoir si des lésions existaient dans le cerveau ou dans la moelle. Dans le dernier cas, cependant, il y avait une hypertrophie généralisée du tissu conjonctif de la moelle, plus marquée autour des vaisseaux et du canal central. Mais il n'avait pas trouvé de signes évidents de destruction ou de dégénérescence des éléments nerveux.

Le docteur Clarck déclare que, pendant les dix dernières années, il s'est familiarisé avec cette maladie, qui a été surtout étudiée par Ord et Duckwork, et, avec le concours du docteur Burnett, il a été prié de collectionner ses observations ; il n'a pu cependant pratiquer aucune nécropsie. Son expérience confirme les études de Ord ; cependant il a observé la maladie plus souvent sur les hommes que sur les femmes. Ces cas ont entre eux la plus étroite ressemblance ; leurs symptômes caractéristiques consistent dans la blancheur et la sécheresse de la peau, la coloration des joues, l'épaisseur des lèvres, la bouffissure des paupières et l'enflure des mains. Les malades se plaignent d'un sentiment de constriction qui réduirait les muscles de leurs membres ou de leur face à l'inaction. L'urine était d'une faible densité, presque toujours au-dessous de 1014.

Quant aux symptômes nerveux, la plupart des malades présentent un certain air d'hébétude, parlent avec une lenteur particulière et une intonation nasale. Chez les hommes, la voix devenait rude et âpre, et chez les femmes on observait la voix de fausset. Les derniers symptômes caractéristiques ne sont autres que les symptômes nerveux que présentent les ataxiques dans la dernière période de leur maladie: grand nombre d'entre eux ne pouvaient marcher dans l'obscurité, et d'autres ne pouvaient tenir leurs pieds rapprochés. La première impression qu'il eut sur la nature de ces maladies fut de croire que le mal, après avoir débuté par le système nerveux, attaquait les reins, rendant ces organes incapables de bien secréter l'urine, et conséentivement modifiant la constitution du sang. Il proposa, en conséquence, de porter ces cas à la connaissance de la Société. Le docteur Ord affirme que, dans quatre cas où l'urine a été examinée journellement, la quantité d'urée a été trouvée beaucoup inférieure à la moyenne.

Le Président a vu des cas de ce genre et n'a rien compris à leur nature jusqu'à ce que ce point de la question ait été élucidé par Ord. Dans un cas, le myxœdème était incontestablement lié à une sclérose du système nerveux ; et l'autre malade, qu'il a soigné il y a quatorze ou quinze ans, présentait, à son avis, la plus grande analogie avec celui dont Duckword a dernièrement rapporté l'observation devant la Société. Le docteur Lloyd reprend la parole et dit que la température, dans le cas qu'il a observé, n'a jamais dépassé 96° ou 97° F. Une fois seulement, elle fut de 94°.

Observation XV

H. Lediard, *the Lancet*, pag. 696. — Cas de myxœdème

Ellen D...., âgée de quinze ans, fut admise à l'infirmerie de Cléveland (Londres), le 26 août 1879. Pendant mon absence, elle avait été traitée pour une hydropisie ascite (liquide épanché, mais pas de sensation de fluctuation); il n'y avait pas d'albumine dans l'urine, et la malade ne se trouvait, ni mieux ni plus mal. D'après la description que le docteur Ord donna à la Société clinique, dans sa dernière session de 1879, je fus amené à conclure que la malade placée sous mes soins, antérieurement traitée pour une hydropisie, était atteinte de myxœdème. J'ai dit que c'est d'après la description seulement que j'ai pu juger, car je n'avais pas vu d'autre cas de myxœdème; c'était, en réalité, presque le premier cas qui se présentait à mon observation.

Un autre cas que j'avais pu recueillir arriva à Édimbourg ; je ne traitais pas la personne, mais je me souviens bien de ses traits et de son habitus, qui étaient véritablement caractéristiques. Je rapporte ce cas avec celui qui m'est personnel, parce que ces deux femmes étaient d'un âge avancé.

La mère de la malade était morte à soixante ans, le père à cinquante-cinq ans ; ils étaient neuf enfants ; la malade était l'aînée. Deux seulement ont survécu ; les autres sont morts au-dessous de quinze ans. Elle s'était toujours bien portée jusqu'à cette hydropisie, qui apparut il y a neuf mois, pendant que sa peau devenait rude et qu'elle ressentait de la faiblesse dans les reins. Elle se maria et eut onze enfants ; six moururent jeunes et les cinq survivants ont douze, dix-neuf, vingt, vingt-trois, vingt-neuf ans. Son mari était goutteux. Elle ne pouvait pas écrire une lettre, mais pouvait la lire. Son gendre l'avait connue depuis sept ans; elle avait toujours de la lenteur dans le langage, mais il pense qu'aujourd'hui cette lenteur a augmenté. Elle n'a plus un caractère aussi vif qu'auparavant, et sa parole est plus voilée qu'autrefois. Une autre personne m'assure l'avoir connue depuis huit ans : elle était toujours lente dans ses manières, mais elle parle plus lentement qu'autrefois et ne comprend plus aussi bien.

Ce cas ressemble si parfaitement à celui du docteur Ord, que je pense n'avoir pas besoin de décrire tout au long les traits cliniques ; j'ajouterai seulement qu'il y avait la bouffissure de la face, un coloris délicat du visage, des lèvres légèrement épaissies, un défaut d'expression et, lorsque la malade riait, les yeux disparaissaient presque entièrement. La langue était large et étalée. La malade d'ordinaire avait été tranquille et enjouée; mais actuellement sa vivacité intellectuelle était certainement diminuée, car à chaque question elle répondait : « Quoi, docteur? » Pour ne citer qu'un exemple, je rappellerai que, dans une circonstance, un de mes amis, médecin, la pria de lui montrer ses dents; elle répondit avec lenteur et paraissant amusée par cette plaisanterie : Docteur, je n'en ai jamais eu. Sa principale occupation était de tricoter des bas, mais elle travaillait avec une grande lenteur. Elle était quelque peu disposée à dormir ; on la trouvait souvent étendue sur son fauteuil et ne faisant rien.

Quant à la glande thyroïde, son cou était trop gras pour laisser voir si elle était petite ou si même elle existait. De temps en temps elle avait des engorgements ganglionnaires dans le cou, au-dessous du menton et au-dessus de la clavicule ; la douleur des reins était constante ; la peau était toujours sèche et rude, pas plus cependant dans les bras et les mains qu'ailleurs. Les cheveux étaient noirs et en grande abondance. Pour apprécier le fonctionnement de ses sécrétions sudoripares, je fis des injections sous-cutanées de pilocarpine. Le 22 décembre, un quart de grain fut administré; le jour suivant, la moitié, toujours sans résultats. Mais, le 28, un grain fit son effet ; au bout de quelques instants elle commença à essuyer son visage. La personne qui était auprès d'elle rapporte que la sueur était générale, qu'elle dura une heure et demie, et que la malade répétait sans cesse : Il y a encore de l'eau dans ma bouche.

Le 30 décembre, l'observation rapporte qu'on n'a pas observé de sueurs ; une aréole ecchymotique s'est développée autour d'une piqûre d'épingle, dans une veine.

L'œdème était général, et ce n'était pas à proprement parler de l'œdème, car la pression ne déterminait pas de godets. On ne trouva jamais de l'albumine dans l'urine, dont la quantité était normale, la couleur toujours pâle. Le sang, que j'examinai pour la première fois, ne me présenta rien d'anormal ; l'examen ophthalmoscopique ne me révéla aucune lésion dans les yeux. Le laryngoscope me permit de voir un larynx et des cordes vocales parfaitement normales. Le toucher, l'ouïe n'étaient pas notablement altérés, et il n'y avait pas d'urine sanglante ; les mains étaient enflées, informes ; le ventre était développé et semblait contenir du liquide épanché, mais la percussion ne révélait pas de fluctuation.

La température fut prise depuis le 29 octobre 1871 jusqu'au 18 novembre. Un seul thermomètre fut employé ; mais, depuis cette dernière date jusqu'au 27 avril 1880, on fit usage deux fois par jour de deux thermomètres, en en plaçant un dans chaque aisselle ; on n'eut jamais de différence entre les deux côtés, les *maxima* et les *minima* se correspondant presque exactement. La température moyenne était de 95 et 96 degrés F. La température de 97° fut atteinte quarante et une fois en huit mois, 98° cinq fois, et la température fut une seule fois au-dessus de la normale, le 2 novembre (99°). Cette élévation devait être due à quelque catarrhe. En conséquence, je considère l'abaissement anormal de la température comme un symptôme caractéristique des plus remarquables.

Observation XVI

Lunn et Cafavy, *the Lancet* (décembre 1881). Société clinique de Londres. — Myxœdème

M. J.-R. Lunn lit l'observation des deux cas de myxœdème qu'il avait présentés à la dernière séance.

1er Cas. — Homme âgé de quarante-sept ans ; bons antécédents héréditaires. Les mouvements de locomotion sont lents ; la peau sèche, dure, transparente ; ne transpire pas, ne cède pas sous la pression. Face bouffie, nez aplati, lèvres épaissies, dents très-bonnes, haleine forte ; il parle lentement, avec une intonation nasale. Les cheveux et les poils du pubis sont clairsemés ; il n'y en a pas aux aisselles. Pas de lésion du fond de l'œil. Pouls à 80, petit et faible ; respiration à 18. Aucune altération de la sensibilité ; le toucher est intact. Urine :

densité 1015, de 34 à 38 onces par jour ; contient parfois des traces d'albumine. La quantité d'urée dans les vingt-quatre heures s'élève à 19 gr. 50. Il est somnolent et a eu dernièrement des hallucinations.

2° CAS. — Femme âgée de quarante-cinq ans, mère de huit enfants ; cinq fausses couches. Ni goutte, ni syphilis, ni intempérance, ni frayeur subite. Elle ressemble à un crétin ; est très-somnolente ; a souvent des rêves affreux, mais n'est pas sujette à des hallucinations. Les mouvements sont lents ; les mains bouffies, rudes et sèches. Elle ne transpire jamais ; les ailes du nez sont épaissies ; elle a toujours froid. Température, 35° à 36°,4 C. Pouls à 76. Respiration, 18. Cheveux rares, sens du toucher intact, ouïe mauvaise, exagération légère de la sensibilité de toute la peau quand elle est piquée par une épingle. Menstrues disparues depuis 1880. Pas de maladie de l'utérus. Densité de l'urine, 1020 ; parfois, traces distinctes d'albumine : 6 gr. 78 d'urée par once.

Le docteur Cafavy présente deux cas de myxœdème et en rend compte.

Observation XVII

Femme de cinquante-neuf ans, qui avait eu six enfants bien portants et quatre grossesses malheureuses. Ses menstrues ont cessé à quarante-cinq ans. Elle jouissait encore d'une bonne santé il y a huit ans ; puis elle a souffert d'une dyspepsie, qui est revenue ensuite de temps en temps. Il y a cinq ans, elle eut une émotion très-forte ; depuis, elle est devenue graduellement faible, sans énergie, marchant avec peine. L'enflure caractéristique de la maladie s'est lentement développée, mais n'était pas assez marquée pour attirer l'attention avant les deux dernières années.

Lors de son admission à l'hôpital, il y avait de l'enflure, une tension modérée des joues, du nez et des lèvres, avec une grande plaque de capillaires dilatés sur les joues ; la peau de la figure était couleur de cire. Les cheveux sont rares ; les sourcils, élevés, peu fournis ; les cils, presque absents. Les mains sont très-enflées, couvertes d'une peau rouge foncé, sèche et rude ; le reste de la peau présentait les mêmes caractères. Le facies était hébété, indifférent ; la parole lente et nasonnée, la démarche lente et gauche ; la sensibilité générale émoussée, la sensibilité spéciale intacte, l'intelligence bonne. Urine sans albumine et peu abondante. Pas de maladie du tube digestif. Température toujours au-dessous de la normale, de 36° C. ; pouls, 48. A l'hôpital, elle avait deux atteintes de dyspepsie et de diarrhée, qui durèrent chacune dix jours. Une fois guérie, elle se sentait plus forte, mais son état général n'avait subi aucun changement appréciable.

Observation XVIII

Femme mariée, âgée de trente-trois ans, qui avait eu, dans l'espace de onze ans, cinq enfants, dont trois étaient morts tout jeunes. Il y a cinq ans, après la naissance d'un de ses enfants, elle commença à se sentir très-faible, et ses paupières se gonflèrent. Dans un an, l'enflure devint générale, la parole lente, tous les mouvements maladroits, au point qu'elle tombait quelquefois.

Lors de son admission, le visage était très-enflé ; les paupières supérieures couleur de perle, demi-transparentes ; le nez très-large, les lèvres très-épaisses. Les mains étaient lourdes, inhabiles, rouges et rudes ; les pieds et les chevilles enflés ; toute la peau sèche et rude. L'expression de la physionomie était paisible, la parole lente, l'intelligence et la sensibilité spéciale intactes. Ses mouvements étaient lents et gauches, sa sensibilité générale un peu obtuse; elle ressentait toujours comme un frisson. Urine sans albumine. Tube digestif sain. Pouls variant de 45 à 65 ; la température est de 96°5 C. Elle est restée un mois à l'hôpital sans changement ; mais, depuis, son état s'aggrave, par suite du chagrin que lui a causé la perte d'un de ses enfants.

Il semble probable que l'œdème et les symptômes nerveux sont dus également à une cause commune, résidant dans le système nerveux central, car l'œdème prédominait dans le second cas, et les symptômes nerveux dans le premier cas. Cette opinion a pour elle la lenteur du pouls et l'abaissement de la température, qui furent plus marqués dans le second cas, où l'enflure était très-grande. Les crises aiguës de dyspepsie du cas n° 1 ressemblaient un peu aux crises gastriques dans l'ataxie locomotrice.

Observation XIX

Ord, *the Lancet*, décembre 1881

Le docteur W.-M. Ord a présenté un homme atteint de myxœdème ; c'est un employé du chemin de fer de Londres, âgé de quarante-deux ans. Il y a près de trois ans, il eut des convulsions. Depuis lors, il a subi une transformation totale. La figure enfla, la parole s'altéra, la marche devint lente ; maintenant il offre tous les caractères du myxœdème. La peau est enflée, le nez large, les lèvres épaisses ; sur les joues, des douleurs vives et circonscrites; les mains et les pieds ne sont pas enflés, et il se sert très-commodément de ses mains pour écrire. Parole plus décousue que dans les autres cas de ce genre. En général, ces malades achèvent ce qu'ils ont besoin de dire, mais celui-ci ne termine pas ses mots. Il y a aussi une légère parésie du côté droit de la bouche. Plusieurs dents sont tombées, surtout au côté gauche. Alopécie très-marquée ; les cheveux qui restent sont secs, rares et ternes. Parésie notable des membres inférieurs. La température, même dans la bouche, est basse : 35°,9 à 36°,4. L'urine est de densité faible : 1008 ; ni albumine, ni sucre ; traitée par l'acide nitrique, elle donne une couleur très-rouge. Il y a une exagération distincte du second bruit à la base du cœur. Les artères sont très-dures et résistantes. Le malade est léthargique, irritable et méfiant. Les réflexes superficiels et profonds ne sont pas altérés. Depuis le mois de juillet, il a maigri. La déformation des pieds et des mains va s'accentuant. Menace de paralysie du bulbe.

Le docteur Ord a vu un cas de myxœdème avec signes marqués de paralysie bulbaire. Le malade finit par mourir asphyxié.

Observation XIX

Héron, *the Lancet*, 1882, vol. 1, pag. 106. — Communication à la Société clinique de Londres. — Discussion

Héron a montré à la Société clinique de Londres un homme âgé de soixante ans, ayant l'habitude de boire tous les jours de deux à six pintes (1) de bière et de spiritueux ; en outre, il est goutteux. A l'âge de vingt ans, il avait eu la fièvre typhoïde, et depuis lors il était sujet à des palpitations. L'aspect de cet homme était celui d'un albuminurique : face pâle, paupières œdématiées, les dents usées, les artères athéromateuses; pieds et mains enflés. L'urine fut examinée, et on ne trouva pas traces d'albumine. Il n'y avait pas de rétinite, pas de tache dans la choroïde; la parole était normale, et il n'y avait aucun symptôme caractéristique du myxœdème.

Le docteur Goodhart rapporte le cas d'un homme qui avait eu tous les signes du myxœdème pendant la vie. A l'autopsie, le cerveau fut trouvé ayant la consistance de la gomme, le cœur lésé, et les viscères étaient simplement indurés comme dans le cas d'affection cardiaque. On pouvait se demander quelle relation existait entre l'état du cerveau et la lésion cardiaque dans le myxœdème. Le tissu conjonctif était infiltré d'une matière gélatiniforme; mais, dans aucun tissu, l'analyse ne démontre un excès de mucine. Ce cas parut lui démontrer

(1) Une pinte vaut 93 centilitres.

que l'œdème chronique s'accompagne des mêmes symptômes que l'œdème avec excès de mucine. Le cerveau n'avait qu'une légère altération microscopique. Le cas démontrait, en outre, que plusieurs circonstances avaient concouru à la production des mêmes symptômes. Il n'était pas disposé à penser que tous ces cas étaient des cas d'œdème chronique.

Le docteur Ord avait montré qu'il existait une dégénérescence spéciale relative à la formation de mucine, et il pensait que l'influence de cette dégénérescence avait été trop négligée dans ces dernières années, tandis qu'une trop grande importance était accordée à la prolifération cellulaire. Il ne croyait pas, avec le docteur Mahomed, que tous ces cas fussent de mal de Bright chronique.

Le docteur Marcet pensait que cette affection est une maladie spéciale, et non un mal de Bright vulgaire : elle atteint les femmes qui ont eu plusieurs enfants. L'état de la peau diffère de celui de l'œdème ordinaire. Le système nerveux est particulièrement affecté ; l'albumine est tardive. Après la mort, l'aspect du cadavre rappelle l'athrepsie. Les éléments nutritifs étant imparfaitements élaborés, les tissus manquent de tonicité. Il pensait qu'il y avait vice primitif de formation, plutôt que dégénérescence des tissus. Si cette substance colloïde particulière était en voie de formation, elle serait composée d'albumine, de potasse et d'acide phosphorique ; mais c'est une substance en voie de désintégration: moins d'acide et de potasse, et plus de chlorure de sodium. Il se demandait si la mucine est la substance vraiment caractéristique, car elle constitue un élément normal de la peau et des autres tissus. Le docteur Dick pense qu'il aurait été intéressant de savoir si les organes des malades atteints de myxœdème donnaient la réaction iodée de la substance amyloïde.

L'abaissement du chiffre de l'urée n'était pas d'une grande importance, puisque l'augmentation est liée d'une façon intime à la quantité de nourriture assimilée. Dans l'œdème vulgaire, le chlorure de sodium diminue dans l'urine proportionnellement à la gravité du cas.

La température dans le myxœdème est toujours au-dessous de la normale. Ce fait est probablement lié à une certaine altération des fonctions respiratoires, qui doivent toujours être examinées avec le plus grand soin. La lésion des nerfs était due à leur structure imparfaite.

Le docteur Hadden affirme que les symptômes caractéristiques du myxœdème sont: le retard dans le développement intellectuel, la lenteur dans les mouvements physiques, la diminution de la tonicité des tissus, l'abaissement de la température et la présence de l'œdème. Si nous supposons l'existence de quelque lésion générale portant obstacle à la nutrition, nous rencontrerons la diminution des fonctions physiques et intellectuelles. On croit que le goître exophthalmique est dû à une paralysie du grand sympathique ; l'atrophie de ce dernier, dans le myxœdème, concorde avec la théorie qui place la lésion caractéristique dans le système sympathique ou dans la moelle allongée, quelques malades ayant donné des signes de troubles digestifs.

Le docteur Taylor demande si quelques altérations avaient été actuellement observées dans le sympathique ou dans la moelle. La plupart des malades avaient eu des troubles intellectuels graves, et tout montrait, dans ces cas, l'abaissement du pouvoir intellectuel et nerveux. S'il s'agissait de mal de Bright, quelle serait la forme revêtue par la maladie? Serait-ce la forme où dominent les formations fibreuses ou les changements épithéliaux. Il pense que la lésion a son siége primitif dans le système nerveux central.

Le docteur Ducworth n'est pas disposé à accepter les vues du docteur Mahomed, mais croit plutôt, avec le docteur Goodhart, que l'élément essentiel est la dégénérescence des tissus. On peut arriver par plusieurs voies aux mêmes processus de dégénérescence, et l'identité de structure n'implique pas l'identité de l'acte morbide. Il pense que l'albuminurie de la fin de la maladie peut être facilement expliquée par la localisation directe de la maladie sur le rein.

Le docteur Ord résume l'histoire clinique et pathologique de la maladie dans tous les organes. Les éléments essentiels sont modifiés dans leur arrangement par la prolifération du tissu conjonctif. Au point de vue pathologique, la maladie semble consister dans l'hypertrophie des éléments conjonctifs. Tout d'abord il avait cru voir dans ces cas divers de véritables affections brightiques ; mais les symptômes étaient tellement caractéristiques qu'une semblable opinion ne pouvait être soutenue.

Le cas du docteur Héron présentait un œdème généralisé en l'absence de ces symptômes spéciaux, et offrait par conséquent un intérêt considérable au point de vue de la comparaison. Le docteur Mahomed serait disposé à étendre la dénomination du mal de Brigth à la dégénérescence fibreuse des capillaires, en l'absence même de lésions rénales ; la néphrite ne se rencontrerait seulement que 30 fois sur 100. Le docteur Mahomed semble penser lui-même que le mal de Brigth comprend une affection qui peut se terminer par l'albuminurie et l'inflammation du parenchyme rénal, en sorte que la goutte et les lésions lardacées du rein sont renfermées dans la classe générale des maladies brigthiques. Le docteur Mahomed parle de cet œdème, qui aurait une tendance à l'organisation ; il ne saurait accepter ces vues. Nous n'avons pas dit le dernier mot, ajoute-t-il, sur les influences trophiques diverses exercées par le grand sympathique, et nous savons que les modifications trophiques ne sont pas le résultat des lésions de ce dernier. L'altération qui existe dans la peau existe aussi certainement dans le système nerveux central, et suffit amplement pour expliquer la production de symptômes nerveux si caractéristiques. La première impression avait été de croire que les tissus hypertrophiés étaient en réalité tombés en dégénérescence ; mais, plus récemment, il lui a été démontré que ces tissus conjonctifs étaient en réalité anormalement formés. Dans deux cas, les tissus ne donnèrent pas la réaction iodée. Il n'a pas rencontré de cas héréditaires ; mais le docteur Taylor en a signalé un. Cependant, bien qu'il n'accepte aucune des théories pathologiques émises par les précédents orateurs, il avoue qu'il n'a rien à mettre à leur place. Il désirerait plutôt qu'on apportât un plus grand nombre de faits, qui jetteraient un peu de jour sur la question.

Observation XX

Mahomed, *the Lancet*, 1882, vol. I, p. 440 . — Soc. clin. de Londres. — Discussion .

Le docteur Mahomed montre un cas de myxœdème chez une femme mariée, âgée de trente ans. L'histoire de sa famille est satisfaisante. Elle était mariée depuis douze ans et avait eu sept enfants, le plus jeune âgé seulement de huit mois. Les symptômes de sa maladie commencèrent à se montrer vers la fin de sa dernière grossesse ; elle eut les symptômes ordinaires de la maladie, et son aspect était vraiment caractéristique. Lorsqu'on la vit pour la première fois, il y avait un œdème considérable des paupières inférieures, qui pendaient comme un sac rempli de liquide ; sa figure était envahie par un œdème généralisé, ses lèvres étaient cyanosées, ses mains énormes, dures, en sorte que les mouvements étaient difficiles et les sensations imparfaites. La pression sur les parties malades ne déterminait pas la formation des godets. Les extrémités inférieures n'étaient pas atteintes ; la parole était lente et embarrassée. Elle se plaignait surtout d'une douleur au sommet de la tête, qui devenait plus vive le soir et la nuit ; l'urine n'était pas albumineuse. Impulsion du cœur imperceptible, pulsations artérielles faibles, tracés sphygmographiques imparfaits. Pendant la première semaine, aucun changement ne survint dans son état, après quoi elle fut traitée par la nitroglycérine (une goutte). Immédiatement son état s'améliora : le mal de tête disparut ; dans une semaine, les extrémités enflées avaient beaucoup diminué de volume ; ses mains étaient souples et ses gants lui paraissaient trop larges ; elle parlait plus vite. Le traitement fut complété, pendant les dernières semaines, par des purgations énergiques ; un peu d'albumine apparut à trois reprises dans l'urine. Son tracé démontra que les artères avaient été dilatées par la nitroglycérine, que la systole cardiaque avait augmenté d'énergie.

L'amélioration avait été remarquée par ses amis et par tous ceux qui la voyaient à l'hôpital. Le traitement était continué depuis deux mois, et déjà la peau de ses mains était tout à fait douce et naturelle. Sa face, bien que considérablement améliorée, conserve encore quelque caractère de la maladie.

On montre une photographie prise le 20 février. Le docteur Mahomed la trai-tait par la nitro-glycérine, avec l'intention de dilater ses artères et d'augmenter par là, dans une certaine mesure, la pression dans ses vaisseaux capillaires. Des purgations, dont elle disait avoir retiré le plus grand bien, furent administrées dans les mêmes vues.

Le docteur Cavafy confirme pleinement l'observation, qui démontre l'amélio-ration du myxœdème pendant le traitement; mais le traitement, dans ces cas, a été si varié, que l'amélioration doit être due en partie à chaque traitement ; il a cité devant la Société deux cas d'amélioration. Dans chacun, l'enflure des mains avait notablement diminué, et les mouvements étaient devenus plus faci-les ; il avait vu un malade, traité par le docteur Bennet, dont l'état s'était sen-siblement amendé pendant la dernière année.

Le professeur Charcot a lui-même publié un cas dans lequel l'amélioration avait été très-marquée ; mais, dans ce dernier, le traitement avait consisté dans le séjour d'un climat chaud, une nourriture légère et des bains sulfureux. Chez un de ces malades, la strychnine avait fait les frais du traitement ; dans l'autre, l'ergot de seigle. Le malade du docteur Bennet, qui était syphilitique, ne prit que de l'iodure de potassium. Il pense que l'amélioration, en pareil cas, est plutôt un effet de nature spontanée. Tous les cas de myxœdème diffèrent naturellement dans leur évolution ; ils s'aggravent dans les temps froids, s'améliorent dans les chaleurs.

Le docteur Taylor rappelle que le cas dont il avait donné connaissance à la Société, dans une précédente séance, avait été traité par le jaborandi ; sous cette influence, tous les symptômes s'étaient amendés.

Le docteur Heeden pense que le point important consiste à faire que les ma_lades usent leurs propres tissus ; la nitro-glycérine agit probablement en don-nant un coup de fouet à l'activité vitale. Waringthon avait soigné un homme atteint de myxœdème et syphilitique. Ce malade était tombé dans un état de marasme qui le mettait dans l'impuissance de quitter sa maison ; il prit alors de l'iodure de potassium, un peu de mercure et de grandes quantités de morphine. Au bout d'un certain temps il se trouva mieux, sortit et fit de l'exercice ; l'œdème de la face et des mains diminua, et l'on vit successivement ses facultés intellec-tuelles se relever. Son état mental ne présente aujourd'hui qu'un peu de lenteur dans la parole.

Le professeur Lister pense qu'une semblable amélioration est bien étonnante dans un cas si grave. Il ne comprend en aucune façon les théories de Mahomed au sujet de la nitro-glycérine ; il pense que l'œdème est plutôt sous la dépen-dance de la pression sanguine dans les capillaires, pression qui serait accrue par les dilatations vasculaires qu'entraîne la strychnine ; et, pour corroborer cette opinion, le cas du docteur Cavafy nous montre les bons résultats de l'ergot de seigle, qui amène la contraction des artères.

Le docteur Mahomed considère ces cas d'amélioration comme étant d'une grande importance pour démontrer que la maladie est un œdème chronique, et non une dégénérescence des tissus. Dans ce dernier cas, on ne saurait observer une amélioration même temporaire, tandis que l'œdème va et vient.

Le traitement de Charcot est précisément celui qu'on dirige contre le mal de Brigth chronique, et, d'après les observations de Cavafy, tous ces cas sont améliorés pendant la saison chaude. Son malade se trouvait très-bien des purgations et les réclamait lorsqu'on oubliait de les lui ordonner. Il pense que la nitroglycérine n'agit en réalité que pour augmenter la pression sanguine dans les capillaires et venir en aide au passage du sang à travers les tissus.

Observation XXI

Morvan de Lannilis, *Gaz. hebd. de méd. et de chir.*, 1881

Madame X..., tempérament nerveux, grande, pâle, d'une assez bonne santé habituelle, à cela près de quelques migraines, héréditaires chez elle, et de quelques misères tenant à un fond de chlorose.

Elle s'est mariée à vingt et un ans et a eu huit enfants, dont le dernier à l'âge de quarante-trois ans. Elle n'a été malade que pour ses premières couches. Elle a nourri tous ses enfants, à l'exception d'un seul, qu'elle a dû sevrer pour cause de gerçures au sein.

Elle avait traversé l'âge critique sans encombre, lorsque, vers l'âge de cinquante-cinq ans, sans cause connue, elle fut prise d'un affaiblissement musculaire, coïncidant avec un peu de bouffissure à la face, un peu de raucité dans la voix et une certaine lenteur dans la parole. Tout cela était peu de chose au début. Les traits étaient seulement grossis, la langue légèrement empâtée et la démarche moins vive: on se fatiguait vite. L'examen des viscères n'apprenait rien: rien au cœur, ni au rein, ni au foie ; point d'albumine dans les urines ; un léger bruit de souffle aux carotides, en rapport avec le teint chlorotique. D'ailleurs bon appétit ; il n'avait jamais été meilleur. Seulement, l'état habituel de constipation s'était encore aggravé; on n'allait plus à la garde-robe qu'avec le secours des lavements, et alors c'était une débâcle, avec coliques. Les migraines, par le bénéfice de l'âge sans doute, avaient à peu près disparu. Les fortifiants de toute sorte furent employés sans relâche, mais sans succès. Depuis l'âge de cinquante-cinq ans jusqu'à celui de soixante-sept, époque de la mort, qui eut lieu en 1864, le mal n'avait fait que progresser.

L'infiltration ne se bornait plus à la face, elle avait les extrémités : les poignets, les pieds et les bas des jambes, sans remonter jamais ni aux bras, ni aux cuisses. Jamais d'épanchement dans le péritoine.

La figure s'était peu à peu déformée, de manière à prendre un aspect tout particulier. Les lèvres, naturellement épaisses, l'étaient devenues davantage encore. Le nez s'était étalé. Les paupières, boursouflées, ridées, ne s'affaissaient pas sous la pression du doigt, étaient tombantes, et, dans les dernières années de la vie, le poids des paupières supérieures l'emportant sur la force des releveurs, la malade, pour voir, était obligée de les relever avec les doigts, comme si elle était atteinte d'un véritable ptosis. Yeux injectés, larmoyants ; affaiblissement de la vue à l'un des yeux ; écoulement séreux par le nez. Rides, plis longitudinaux à la nuque et au cou, sous le menton. Peau sèche, comme pulvérulente, un peu rugueuse au poignet. Cuir chevelu couvert d'écailles épaisses, pityriasiques, et dégarni sur tout le devant. Notons en passant que trois de ses enfants, à une époque avancée de leur vie, ont été atteints de pityriasis, sans avoir rien de commun avec l'affection que nous considérons en ce moment. Le dos, naturellement voûté, s'était encore arrondi ; le ventre, chargé d'embonpoint, un peu œdématié, était pendant. Le teint avait conservé sa pâleur.

En même temps la langue s'était comme épaissie, la parole était devenue lente ; ce qui, joint à la raucité de plus en plus marquée de la voix, lui donnait un parler caractéristique. Pour elle, parler longtemps, et surtout parler vite, était une fatigue.

Les membres s'engourdissaient insensiblement. L'agilité des doigts disparaissait peu à peu, et les jambes portaient difficilement le poids du corps. On marchait encore sur un terrain uni, sur un plancher ; mais monter l'escalier était une affaire. Vers les derniers temps de la vie, on s'aidait d'un bras étranger pour marcher, pour passer d'une chambre à l'autre.

Les muscles du cou eux-mêmes participaient à cet affaiblissement ; la tête était affaissée et s'appuyait du menton sur la poitrine ; parfois, Madame X... la soutenait en interposant un mouchoir entre le menton et la poitrine.

Il n'y avait pas d'atrophie musculaire apparente. Embonpoint prononcé, surtout à la poitrine et au ventre, se conservant grâce à un robuste appétit.

Madame X... est devenue frileuse : elle a toujours froid aux extrémités ; en les touchant, on croit toucher des glaçons ; elle est toujours en travers du feu. Cette espèce d'engourdissement augmente notablement en hiver.

La santé générale, à part une constipation de plus en plus opiniâtre, continuait à se maintenir, lorsqu'à l'âge de soixante-cinq ans, une bronchite avec fièvre vint encore affaiblir la malade. Elle finit cependant par se rétablir ; mais

la convalescence fut traversée par l'invasion brusque d'idées délirantes, hallucinations. Le délire cessa sans trop tarder ; mais l'intelligence, qui avait été
vive, ne se remit pas complétement de ce coup.

Madame X..., usée, plus vieille que son âge, s'éteint deux ans après dans un
état de coma. Jamais, jusqu'à sa mort, il n'y a eu trace d'albumine dans ses
urines.

Observation XXII

Morvan de Lannilis, *Gazette hebdomadaire de médecine et de chirurgie*, 1881

Marie-Jeanne Goarant, fermière, âgée de vingt-sept ans, fortement colorée,
de grande stature, d'embonpoint moyen, se présente à notre consultation, en
août 1874, pour une parésie générale incomplète, qui rappelle l'état de demi-
engourdissement produit par un grand froid. Le parler est lent, tout particulier,
comme lorsqu'on est gelé ; la langue se meut avec un certain embarras, elle est
empâtée ; raucité de la voix, comme si les cordes vocales participaient elles-
mêmes à cet engourdissement. Nous dirons ici, une fois pour toutes, que ce parler lent, cet embarras de la parole, qui sera signalé dans toutes nos observations, n'a rien de commun avec l'embarras de la parole qui se montre dans la
paralysie générale progressive.

La marche fatigue vite ; il est impossible de courir et même de précipiter le
pas. Mme G... peut cependant aller assez loin, mais seulement au pas et avec un
sentiment de fatigue qui la prend au départ pour ne plus la quitter ; elle a fait
tout dernièrement de 15 à 16 kilomètres à pied.

Le moindre obstacle la fait butter. Dans les commencements de la maladie,
elle a fait, en essayant de courir, des chutes nombreuses ; c'est toujours la
pointe du pied qui rencontre le sol, les extenseurs ne venant pas la redresser à
temps : de là quelques cicatrices à l'un des genoux et un hygroma à l'autre.

Elle portait auparavant, sans difficulté, un sac de blé de 50 kilogrammes ; un
sac de 25 kilogrammes lui est une charge aujourd'hui.

Même faiblesse, même lenteur dans les mouvements aux extrémités supérieures : ainsi, elle ne peut lancer un objet au loin.

Mme G... n'a plus d'agilité aux doigts ; ils s'engourdissent en filant, par
exemple. La température influe beaucoup sur cette agilité. Elle se dégourdit,
comme elle dit, quand elle a les mains dans l'eau chaude ou qu'elle travaille au
soleil. Ainsi, tout dernièrement, elle sarclait aux champs, et, quand elle avait les
bras exposés au soleil, dont tout le monde se plaignait, elle se trouvait dans un
véritable bien-être ; la circulation locale augmentée s'accusait par le gonflement

des veines du poignet ; les doigts se dégageaient, et elle travaillait à peu près comme tout le monde. Au contraire, quand elle est au lavoir, le refroidissement causé par l'eau ne lui permait ni d'ouvrir ni de fermer complétement la main, pas plus que de frotter rapidement son linge. L'action du froid se fait alors sentir sur les extenseurs, de telle sorte que les surfaces unguéales se présentent toujours au frottement du linge et s'usent jusqu'au vif. Je ferai remarquer qu'en tout temps, les extenseurs sont plus frappés que les fléchisseurs ; et, comme le disait la malade, elle n'a plus la force d'écraser une puce sous l'ongle du pouce. Du reste, la paralysie ne s'étend pas à la sensibilité, qui reste intacte.

Mais, en même temps que cet affaiblissement musculaire général, il y a un état d'anasarque qui se traduit par une bouffissure à la face, de l'œdème au bas des jambes et aux poignets ; les doigts eux-mêmes sont enflés. Cet œdème est dur : le point comprimé reçoit à peine l'empreinte du doigt.

Il résulte de cette bouffissure pour les traits de la face un certain grossissement qui les déforme. Les paupières sont infiltrées, transparentes, plissées; la pression du doigt ne chasse pas le liquide d'infiltration; les yeux sont injectés, larmoyants ; le nez est épaté, comme écrasé ; les lèvres épaisses, un peu violacées. Les joues, contrairement à ce qui se voit dans les infiltrations ordinaires de la face, sont fortement colorées ; la malade a du teint. Physionomie inexpressive, un peu niaise dans sa placidité ; les traits n'ont guère de mobilité, comme si les muscles de la face participaient, eux aussi, à l'inertie de tout le système musculaire. Il nous est difficile d'attribuer la rigidité des traits à la seule bouffissure de la face, qui est assez modérée au moment où nous l'observons (mois d'août).

Tous les phénomènes s'accentuent pendant l'hiver. L'engourdissement des membres augmente, ainsi que l'anasarque ; les paupières sont plus bouffies, les jambes et les poignets plus enflés ; les yeux deviennent plus larmoyants, et le nez coule sans cesse. Engelures aux mains et aux pieds.

Il n'y a ni atrophie musculaire apparente, ni troubles cérébraux. La malade, que je connais de vieille date, n'est ni plus ni moins intelligente ; elle est d'intelligence moyenne. Nulle souffrance ; appétit comme à l'ordinaire. Pouls à 60, régulier, facilement dépressible.

Mme G... a les extrémités glacées; elle n'a jamais trop chaud, même en été. La température ambiante étant de 19°, le thermomètre, placé à l'aisselle pendant quinze minutes, donne 37°,1. A un intervalle de sept ans, et par une température ambiante sensiblement la même, j'ai trouvé 37° et 36°,7 (juin 1881). Rien au cœur. Urines normales, point albumineuses.

Mme G... n'a été réglée qu'à l'âge de dix-huit ans. La menstruation est irrégulière, et, depuis l'établissement des règles, elle a été atteinte de dyspepsie à diverses reprises. Il y avait chez elle un peu de chlorose ; mais, à part l'esto-

10

mac, qui se prenait de temps en temps, la santé générale n'en souffrait pas trop, lorsque, vers l'âge de vingt-quatre ans, sans cause connue, apparut la parésie avec bouffissure, dont nous avons parlé plus haut.

Aucun membre de sa famille n'a rien présenté de semblable. Son père est mort de bronchite à soixante-cinq ans, et sa mère, qui a soixante-sept ans, n'est jamais malade. Cependant sa sœur est morte à l'Asile des aliénés et était paraplégique avant sa mort. Mme. G.... s'est mariée à vingt-cinq ans, un an après le début du mal. Pas de grossesse jusqu'à présent. Elle a été atteinte, à vingt-sept ans, d'une héméralopie, qui céda facilement à l'huile de foie de morue. Nous ajouterons que l'héméralopie est loin d'être sans exemple en basse Bretagne.

Mme G.... a subi divers traitements : 1° par l'huile de foie de morue, que semblait indiquer sa constitution lymphatique ; 2° par les préparations iodo-ferrées, en raison d'un fond de chlorose ; 3° par le vin de quinquina ; 4° par la strychnine.

Rien n'a modifié son état, si ce n'est la strychnine, qui, une première fois, a procuré une amélioration réelle, un relèvement des forces et une diminution de la bouffissure, mais qui, par la suite, s'est montrée aussi impuissante que le reste.

Nous eûmes alors recours à l'électrisation par les courants induits : trois séances par semaine, de dix minutes chacune. Tous les muscles répondaient à l'appel et entraient franchement en contraction. Après vingt-cinq séances, amélioration notable : la malade peut marcher et même courir comme en santé. La bouffissure a bien diminué, presque disparu. Il est vrai que la galvanisation avait lieu en été, et qu'à cette époque de l'année, rien que par le bénéfice d'une bonne température, les symptômes de parésie et d'hydropisie générale s'amendent toujours.

Obligé de nous absenter, nous dûmes suspendre le traitement électrique. A notre retour, quelques mois ensuite, elle avait déjà perdu une bonne partie de ce bon état ; mais l'hiver était venu. Le traitement fut repris ; un embarras gastro-intestinal fébrile, avec évacuations alvines et vomissements bilieux répétés, nous força de nouveau à le suspendre. L'affection fut de courte durée, de moins d'une semaine. Il n'en résulta pas moins un grand amaigrissement : on eût dit la malade convalescente d'une longue maladie. Plus de trace d'anasarque, et, chose assurément imprévue, en même temps qu'elle disparaissait, l'agilité des mouvements revenait : agilité dans la marche, qui est facile comme à tout le monde ; agilité dans les doigts, qui s'ouvrent et se ferment avec rapidité. Plus de larmoiement ; on était pourtant en plein hiver, au mois de février. Travail aux champs et toute la journée, ce qu'on n'avait pu faire depuis des années. Malheureusement cet état ne persista pas : avant la fin de l'hiver, la parésie avec bouffissure se montra de nouveau.

Ceci se passait en 1876. Nous avons eu depuis lors occasion de revoir bien souvent la malade, qui se résigne à son sort; son état ne s'aggrave pas d'ailleurs. Elle vaque aux travaux de la ferme. Elle a aujourd'hui trente-quatre ans, et il y a dix ans qu'elle est malade. Elle continue d'être réglée, mais n'a pas d'enfants.

Observation XXIII

Morvan de Lannilis, *Gazette hebdomadaire de méd. et de chir.*, 1881.

Marie-Anne Roudant, fermière, âgée de quarante-quatre ans, était une grande et forte fille, haute en couleur jusqu'à l'âge de dix-sept ans, époque où elle fut réglée. Elle a reçu nos soins, à dix-sept ans, pour une chlorose dont elle s'est toujours ressentie ; à vingt ans, pour une adénite cervicale qui a disparu par résolution, et enfin, à vingt-quatre ans, pour un affaiblissement du système musculaire coïncidant avec une bouffissure de la face et un œdème des extrémités (jambes et poignets).

La malade ayant aujourd'hui quarante-quatre ans, ceci remontait à 1861. C'était un des premiers cas soumis à notre observation, et, en présence de l'anasarque, nous courûmes bien vite à l'examen du cœur et des reins; mais là rien : l'explication que nous cherchions nous échappait. Ces deux organes étaient hors de cause. Les urines n'étaient point albumineuses et, s'il y avait un bruit de souffle, ce n'était pas au cœur, mais dans les carotides: c'était un bruit de souffle chlorotique. Il fallait chercher ailleurs. L'aspect de la malade était fait pour nous frapper : les paupières étaient bouffies, translucides, un peu ridées, ne s'affaissant pas, comme dans l'œdème ordinaire, sous la pression du doigt; les yeux étaient légèrement chassieux, larmoyants, et ce larmoiement occasionnait un écoulement abondant par le nez. Peu de mobilité dans les traits, qui sont grossis; nez épaté; lèvres épaisses, congestionnées.

Parler lent, tout particulier, rappelant le parler des personnes engourdies par le froid. Nous apprîmes par la suite que la parole, ordinairement lente, devient plus lente encore pendant l'hiver: on dirait les lèvres à moitié rigides, et la langue comme figée par le froid. La malade ne sait pas résister au froid, elle a toujours les extrémités glacées; quand on lui prend la main, c'est comme si l'on prenait du marbre. En même temps qu'il y a embarras de la langue, il y a aussi raucité de la voix, et cette raucité va en augmentant pour peu que l'on parle. Les doigts n'ont plus leur force, ni surtout leur agilité; les mouvements sont toujours d'une grande lenteur. On se fatigue vite à la marche: essoufflement dès qu'on hâte le pas, impossible de courir. On peut à peine faire 4 kilomètres à pied. On s'occupe cependant; toute la journée on vaque aux soins du ménage, mais à la condition de ne jamais se hâter.

Point de paralysie de la sensibilité. Les phénomènes d'anasarque et de parésie s'accentuent en hiver très notablement. Menstruation peu abondante, irrégulière. Santé généralement bonne, à cela près d'une constipation opiniâtre. Grand embonpoint, marqué surtout à la poitrine et au ventre ; jambes comme des poteaux.

Cet état de santé n'a pas empêché Mme R... de se marier. Elle se marie à trente et un ans, devient enceinte moins d'un an après, et accouche avant terme d'un enfant long, mais fort maigre, qui meurt à l'âge de cinq semaines. La mère pouvait à peine se mouvoir dans les derniers mois de la grossesse. Il n'y a pas eu de nouvelle conception.

Nous avons déjà dit combien notre malade est sensible au froid. Le thermomètre constate un abaissement de la température centrale : à l'aisselle, il donne 36°,4, par une température ambiante de 15 degrés, et une autre fois 36₀,6, par une température ambiante de 18 degrés.

Cette sensibilité au froid la prédispose aux bronchites, aux rhumatismes. La vigueur des deux derniers hivers lui a été surtout funeste : voilà deux années de suite qu'elle est prise, en hiver, de bronchite avec fièvre, et il y a chaque fois un peu de divagation dans les idées et même des hallucinations, qui persistent un certain temps après la disparition de la fièvre. Au bout de quelques semaines, elle retrouve son état de santé habituel et son intelligence, assez bornée d'ailleurs.

Mme R... est à l'âge de retour; du moins depuis quelques mois, il est survenu, à l'époque des règles, des métrorrhagies qui me semblent présager la ménopause.

Mme R... a été traitée par tous les fortifiants possibles: le fer, l'iode, l'huile de foie de morue, le quinquina, l'extrait de noix vomique, le tout sans profit. La galvanisation n'a pas été plus heureuse. La galvanisation par les courants induits a été continuée pendant trois mois, à raison de deux séances par semaine. Du reste, tous les muscles répondaient à l'appel.

Observation XXIV

Morvan de Lannilis, *Gazette de méd. et de chir.*, 1881

Marie-Anne Le Gall, âgée de cinquante-six ans, fermière, se présente à notre consultation en mars 1875. Elle est réglée depuis l'âge de quinze ans, mais l'a été assez mal pendant les premières années. Mariée à trente ans, elle a eu neuf enfants. Elle a été atteinte de métrite après la naissance de son huitième enfant, à l'âge de quarante-deux ans ; mais sa neuvième et dernière grossesse s'est terminée sans accident. Depuis lors, jusqu'à l'âge de quarante-huit ans, c'est-à-dire pendant un laps de temps de quatre ans, elle s'est bien portée.

Il y a deux ans, il s'est manifesté chez elle une infiltration de la face, des jambes, des pieds et des mains, sans qu'elle puisse l'attribuer à la ménopause, survenue seulement un an après l'apparition de l'anasarque, ni à une autre cause quelconque. Cet œdème est dur, et c'est à peine si la pression du doigt laisse une empreinte au niveau du tibia. Tous les traits sont grossis, la face élargie. En même temps, la parole s'est modifiée ; il y a raucité de la voix, et le parler est devenu lent, comme si la langue, participant à l'infiltration, s'était épaissie et avait de la peine à se mouvoir. Mais ce n'est là qu'une supposition : la langue et tout l'intérieur de la bouche, examinés avec grand soin, offrent l'aspect normal. D'ailleurs la prononciation est bonne ; tous les mots, toutes les syllabes, sont prononcés correctement, mais lentement. Une certaine parésie des cordes vocales et l'affaiblissement des muscles de la langue me paraissent devoir donner, seuls, l'explication du phénomène. Le timbre de la voix ne rappelle en aucune façon le ton nasonné de la paralysie du voile du palais. Les membres sont comme saisis par le froid, et ici se présente l'ensemble des symptômes décrits précédemment et tenant à un affaiblissement de l'appareil musculaire : défaut d'agilité, lenteur dans les mouvements. Les contractions musculaires ne peuvent se succéder qu'à intervalles assez éloignés, et leur repétition ne tarde pas à se traduire par une véritable lassitude. On marche encore assez bien quand on va doucement ; mais qu'on presse le pas, il y a fatigue, essoufflement. Tous ces symptômes augmentent en hiver.

Rien au cœur ni aux reins ; pas d'albumine dans les urines ; ni battements, ni bruits anormaux au cœur. Pouls à 60, régulier, dépressible. Santé générale bonne ; toutes les fonctions s'accomplissent bien.

Cette femme, que nous voyons trois fois à intervalles d'un mois, fut soumise pendant ce temps à un traitement par l'extrait de noix vomique, sans qu'il se produisît la moindre amélioration dans son état.

Observation XXV

Morvan de Lannilis, *Gazette de méd. et chir.*, 1881

Marie-Joséphine Alégoet, fermière, petite, mais grosse et forte en couleur, était d'une bonne santé habituelle. Mariée à l'âge de vingt-cinq ans, elle est devenue mère de sept enfants. Elle eut le dernier à l'âge de trente-cinq ans, et le garda au sein pendant deux ans. Un allaitement aussi prolongé ruina sa santé, en la jetant dans un état d'anémie dont elle ne se releva pas. Ses règles, qu'elle s'attendait à voir d'un jour à l'autre, ne reparurent plus. C'est à cette époque (1855) et à cette cause qu'elle fait remonter la bouffissure de la face et l'affaiblissement musculaire dont elle fut atteinte, et qui ne la quittèrent plus jusqu'à la mort, arrivée à l'âge de cinquante-deux ans, c'est-à-dire dix-sept ans après le début du mal.

Ici encore nous aurons à signaler cette bouffissure de la face, ce parler lent coïncidant avec la raucité de la voix, cette paralysie générale incomplète qui se traduit moins encore par l'affaiblissement que par le ralentissement des con-tractions musculaires ; cette paralysie, enfin, qui atteint le mouvement sans s'é-tendre à la sensibilité.

M.-J. A... habitait notre commune, et nous avons eu bien souvent occasion de la voir pendant dix-sept ans, avec des alternatives de mieux et de pis, en rapport avec la saison. Elle était toujours transie, même en été ; mais l'hiver lui était particulièrement pénible: on eût dit d'un animal hibernant. Pendant l'hiver, les traits grossissaient, les yeux devenaient larmoyants, l'œdème des extrémi-tés augmentait, et la malade était prise de cette espèce d'engourdissement qui étreignait tous les membres. La voix s'enrouait encore, et la langue s'empâ-tait.

En toute saison, le travail était devenu une fatigue pour cette pauvre femme, jusque-là si forte et si active. Il lui était impossible de se hâter en quoi que ce fût. Elle marchait, pouvait même faire quelques kilomètres à pied, jusqu'à sa mort, mais lentement et à pas comptés, en se laissant dépasser par tout le monde.

A cela près, la santé n'était pas mauvaise : nulle souffrance, bon appétit et bon sommeil ; l'embonpoint, qui avait été toujours assez prononcé, s'était con-servé. L'examen du cœur et du rein est négatif ; pas d'albumine dans les urines. M.-J. A... mourut d'une pneumonie en avril 1872.

Observation XXVI

Morvan de Lannilis, *Gazette hebd. de méd. et de chir*, 1881

La veuve Tanguy, fermière, est une femme énorme, d'un embonpoint exces-sif, mère de quatre enfants, peu intelligente. Quand nous la vîmes pour la pre-mière fois, elle avait cinquante ans, et elle était atteinte depuis assez longtemps, depuis un temps qu'elle ne pouvait préciser, d'un œdème dur de la face et des extrémités, d'une anasarque avec parler lent et raucité de la voix, véritable voix de rogomme. Sa figure n'était pas une figure humaine : c'était une lune aux traits grossis, sans expression dans leur immobilité ; paupières infiltrées, transparentes, plissées, à moitié fermées ; yeux chassieux, larmoyants ; nez épaté, comme écrasé, avec un écoulement séreux abondant ; lèvres épaisses, congestionnées, couleur lie de vin comme le reste de la face. Peau sèche, rugueuse. Des battoirs pour mains et des poteaux pour jambes. Ajoutez à cela des mouvements lents en tout, et vous aurez l'ensemble des symptômes que nous avons décrits plusieurs fois.

Nous auscultâmes, percutâmes avec soin la région du cœur, et nous analysâmes les urines, mais sans rien trouver ni d'un côté ni de l'autre.

La santé générale était bonne. Ayant eu, par suite, occasion de revoir cette femme à diverses reprises, nous avons su qu'elle avait des habitudes d'intempérance, qu'elle s'enivrait tous les jours. Depuis l'âge de cinquante ans jusqu'à celui de soixante ans, époque de sa mort, son état d'anasarque et de paralysie n'avait pas sensiblement empiré. Elle a succombé à un catarrhe bronchique.

Observation **XXVII**

Morvan de Lannilis, *Gaz. hebd. de med. et de chir.*, 1881

Marie-Louise Tanguy, fermière, de forte stature, riche en couleur, se marie à l'âge de dix-sept ans. Elle s'est toujours bien portée jusqu'à l'âge de vingt-deux ans. A cette époque, huit jours seulement après la naissance de son deuxième enfant, elle est invitée à une noce de campagne. En basse Bretagne, ces sortes de noces se donnent sous une vaste tente en toile, ouverte à tous les vents. C'était en hiver, et elle eut froid. Le lendemain elle était enflée, et, à partir de ce moment jusqu'à l'heure de sa mort, qui eut lieu des suites d'une pneumonie, à l'âge de quarante-neuf ans (1860), elle fut atteinte de cette espèce d'anasarque avec parler lent, raucité de la voix et affaiblissement de tout l'appareil musculaire : ensemble trilogique des symptômes que nous avons déjà décrits et qu'il nous paraît inutile de répéter ici.

M.-L. T... eut-elle au point de départ une albuminurie *à frigore*? C'est possible ; mais ce que nous pûmes constater plusieurs années ensuite, c'est que les urines n'étaient point albumineuses. Rien donc aux reins, rien non plus au cœur.

L'appétit était conservé, mais la santé générale s'altéra profondément, et l'on dut garder fréquemment le lit. Constipation opiniâtre. Elle n'en eut pas moins

trois enfants par la suite, à l'intervalle de quatre, de trois et de six ans. Elle
eut le dernier à l'âge de trente-cinq ans. Il ne survint pas de nouvelle grossesse, malgré la persistance des règles, qui se montrèrent pendant plusieurs années encore

Observation XXVIII

Morvan de Lannilis, *Gaz. hebd. de méd. et de chir.*, 1881.

Anne Creff, âgée de quarante-six ans, se présente à notre consultation en
janvier 1876. Réglée à seize ans, elle s'est mariée aussitôt. Elle a eu six enfants,
dont le premier a dix-sept ans et le dernier trente-neuf ans. Ce dernier n'avait
que huit mois lorsqu'elle dut le sevrer pour subir une opération (hygroma du
genou). L'opération fut accompagnée d'une certaine perte de sang.

La santé, qui avait été bonne jusque-là, s'altéra. Il lui survint de la bouffissure
à la face, de l'œdème aux extrémités ; parler lent, avec raucité de la voix; affaiblissement musculaire. On ne peut hâter le pas sans fatigue, sans essoufflement;
mais la marche, et une marche assez longue, est encore possible : la malade a
fait 12 kilomètres pour venir nous consulter, et elle les a faits en moins de quatre heures. Elle marche donc assez bien ; mais elle butte fréquemment, la pointe
du pied rencontrant le sol avant que les extenseurs aient eu le temps de la relever; l'engourdissement des doigts n'est pas tel qu'elle ne puisse encore filer ;
mais, par suite de fatigues qui lui surviennent, elle doit suspendre son travail
de cinq minutes en cinq minutes.

Santé générale passable; peu d'appétit, mais on digère bien.

La bouffissure de la face s'accompagne de rougeur des yeux et de larmoiement.

Rien au cœur ni aux reins ; pas d'albumines dans les urines, ni battements,
ni bruits anormaux dans la région du cœur. Pouls faible, dépressible, à 60.
Trois mois auparavant, étant chez la malade, je n'avais trouvé que cinquante-six
pulsations. L'augmentation dans le nombre des pulsations tient-elle à la fatigue
du voyage?

Il n'est pas survenu de nouvelle grossesse depuis l'âge de trente-neuf ans,
c'est-à-dire depuis l'apparition des phénomènes signalés plus haut, quoique la
menstruation ait continué jusqu'à l'âge de quarante-cinq ans régulière et abondante comme par le passé.

Observation XXIX

Morvan de Lannilis, *Gaz. hebd. de méd. et de chir.*, 1881.

Marie-Louise Le Borgne, âgée de quarante ans, forte femme, haute en couleur, vient nous consulter le 26 juillet 1876. Elle est atteinte d'un léger embarras de la parole (parler lent) et d'une très-légère raucité de la voix. C'est à peine s'il existe un peu d'œdème aux paupières; infiltration plus marquée aux jambes. Il y a de la lenteur dans les mouvements, peu marquée au moment de l'examen, nous fait observer la malade, parce que nous sommes en été et qu'il fait chaud, mais assez prononcée en hiver. Cette parésie légère date de trois ans, et s'est plutôt améliorée qu'elle n'a empiré.

Bonne santé générale, moins d'appétit cependant. Constipation assez tenace depuis l'apparition des premiers symptômes. Embonpoint. Le pouls est régulier, peu développé, à 56. Rien au cœur, rien aux reins (urines non albumineuses).

Elle a été réglée de bonne heure, s'est mariée à vingt-quatre ans et a eu sept enfants, dont le dernier a trente-cinq ans. Elle est veuve depuis cinq ans. Elle a cessé d'être réglée du jour où elle s'est aperçue qu'elle était enflée.

Traitement sans résultat, par l'extrait de noix vomique.

Observation XXX

Nous avons vu en 1855 une femme Roudant, de Plonguerneau, fermière, mère de plusieurs enfants, qui avait alors une quarantaine d'années. Elle avait cette bouffissure de la face, cet œdème sur des extrémités, coïncidant avec un parler lent et une certaine raucité de la voix, dont nous avons cité plusieurs exemples. Quand nous l'avons revue, elle avait soixante et quelques années. Son état ne s'était pas amélioré, au contraire; mais enfin elle avait vécu, et vécu avec son mal, pendant plus de vingt ans.

Observation XXXI

Marguerite Balcon, de Tréflez, âgée de quarante-six ans, forte constitution, réglée à seize ans, mariée à vingt-deux ans, mère de sept enfants, dont le dernier lui est venu à l'âge de quarante-trois ans. Elle n'a plus été réglée depuis

11

la naissance de cet enfant. Sa santé s'était alors altérée : bouffissure de la face, œdème dur au bas des jambes, pas d'ascite. En même temps, elle s'est comme engourdie ; sa parole est devenue lente, traînante et comme enrouée ; moins d'agilité dans les doigts, dans les membres, qui ne peuvent plus se mouvoir qu'avec une certaine lenteur. Cet état d'engourdissement est surtout prononcé en hiver : extrémités toujours glacées.

La santé générale n'est pas mauvaise, bien que l'appétit ait diminué. Rien au cœur ni aux reins ; pas d'albumine dans les urines.

Marguerite Balcon se rappelle avoir été déjà enflée pendant plusieurs mois, après son troisième enfant, mais elle s'est complétement rétablie.

Cette femme, qui nous a consulté en 1877, ne nous est venue voir que deux fois, à intervalle d'un mois. Elle a cessé de venir nous voir, parce que le traitement prescrit (extrait de noix vomique) n'avait donné aucun résultat.

Observation XXXII

Françoise Perrot, âgée de quarante-trois ans, fermière, de grande stature, forte, nous consulte en juin 1877 pour une bouffissure de la face et un œdème s'étendant aux quatre membres. Tout en parlant avec elle, nous constatons cet embarras de la parole, ce parler lent, tout particulier, coïncidant avec la raucité de la voix, que nous avons eu déjà occasion de signaler à diverses reprises.

Elle nous raconte alors qu'elle a été réglée tard, mais toujours régulièrement ; que, mariée à vingt-six ans, elle a eu trois enfants, dont le dernier à l'âge de trente-trois ans ; qu'elle les a tous nourris, et le dernier pendant deux ans, par conséquent jusqu'à l'âge de trente-cinq ans, et que depuis lors elle n'a pas été réglée.

Ce n'est que trois ou quatre ans après, au milieu d'une santé florissante, qu'elle a été prise de l'affection actuelle. Elle se plaint surtout de la fatigue qu'elle éprouve au moindre mouvement ; elle se fatigue vite, même en parlant. Chez elle, tous les mouvements sont lents ; elle ne peut suivre les autres à la marche, bien que cependant elle soit en état d'aller assez loin. Elle ne peut plus filer, a les mains engourdies au moindre froid. Comme elle nous consulte au milieu des chaleurs, elle nous fait observer qu'elle parle plus facilement, et que nous ne saurions juger aujourd'hui de l'embarras de sa parole pendant l'hiver.

Elle nous apprend aussi que, pendant l'hiver, la bouffissure de la face est beaucoup plus prononcée ; qu'alors elle a les paupières rougies, les yeux chassieux et larmoyants, le nez qui coule, et, circonstance particulière, la bouche qui bave abondamment dès qu'il fait froid, surtout en dormant. Elle se porte bien, d'ail-

leurs ; elle mange et dort comme en santé, n'est point altérée, mais est affectée
d'une constipation habituelle qui lui était inconnue avant sa maladie, et d'un
état de somnolence dès qu'elle rend seulement la moitié d'un travail ordinaire.
Rien au cœur, ni aux reins, ni au foie. Pouls à 64, régulier; urines normales.

Observation XXXIII

En 1879, dans une visite que nous fîmes à la femme Quéneloc, fermière, nous
fûmes frappé de son aspect et de son parler, qui nous rappelaient la maladie
décrite dans les précédentes observations.

Elle avait alors cinquante-six ans, et jusque-là n'avait demandé de consultation à personne, bien qu'elle fût atteinte de cette affection depuis l'âge de trente-
neuf ans. Elle avait, en outre, la bouffissure de la face et l'œdème des membres,
cet embarras de la parole, cette raucité de la voix et cette lenteur dans les
mouvements qui sont caractéristiques. Comme toujours la bouffissure, l'embarras de la parole et la lenteur dans les mouvements, sont augmentés par le froid
et s'accentuent de plus en plus en hiver.

Elle est essoufflée au moindre effort; elle s'essouffle rien que pour répondre
à la prière du soir. Malgré cela, rien au cœur ni aux reins. La santé générale
est même bonne, l'appétit est conservé.

Elle avait eu six grossesses, dont une gémellaire, qu'elle avait menées à bien
avant l'apparition des premiers symptômes. Depuis elle n'a été réglée qu'une
fois et n'a pas eu de nouvelles grossesses.

Observation XXXIV

Morvan de Lannilis, *Gaz. heb. de méd. et de chir.*, 1881

Louise Berder, femme Chapalain, fermière, a eu sept enfants, dont le dernier
a l'âge de quarante-trois ans. Elle les a tous nourris, comme c'est l'habitude dans
nos campagnes. Elle n'a pas été réglée depuis sa dernière grossesse. Elle a aujourd'hui (février 1880) soixante-huit ans. Quand elle se présente à notre consultation, elle offre cette trilogie caractéristique déjà signalée plusieurs fois : anasarque, parler lent et raucité de la voix. Elle n'est malade que depuis un an; son
affection a commencé pendant les froids de l'hiver précédent. Elle a pu vaquer
aux travaux de la ferme pendant les six premiers mois; mais la lenteur dans les

mouvements et la fatigue au moindre effort ont fait des progrès incessants, et, depuis le mois d'août 1879, elle a dû cesser tout travail.

Rien au cœur ni aux reins. Pouls à 68, régulier. Urines normales. Bonne santé générale ; on mange bien.

Observation XXXV

Morvan de Lannilis, *Gaz. hebd. de méd. et de chir.*, 1881

Poullaouec (François), fermier, âgé de cinquante ans, de forte constitution, vient nous consulter, en juillet 1879, pour une bouffissure de la face, un état d'anasarque qui remonte à trois ans. Les traits de la face sont élargis, le nez épaté, les paupières boursoufflées ; œdème dur au bas des jambes et aux poignets ; les doigts eux-mêmes ont grossi, au dire du malade. Il ne sait à quelle cause attribuer cette affection ; n'a jamais fait de maladie jusque-là.

Quand on cause avec lui, on est frappé de cet embarras de la parole, de ce parler lent, de cette espèce d'empâtement de la langue, coïncidant avec une raucité toute particulière de la voix, qui est vraiment pathognomonique. Et, bien que nous n'ayons encore rien rencontré de semblable chez l'homme, nous sommes de suite conduit à faire un rapprochement avec les cas analogues, et aujourd'hui assez nombreux, que nous avons observés chez la femme. Aussi nous hâtons-nous de voir si cette hydropisie générale ne trouverait pas son origine dans une affection du cœur, des reins ou du foie. Mais rien de ce côté ; urines claires, abondantes, point albumineuses ; pas de bruit de souffle au cœur, pas de matité précordiale. Pouls régulier, point fort, à 54 seulement.

Le malade m'apprend que les mouvements tendent à devenir de plus en plus lents ; cette lenteur est surtout marquée pendant les froids de l'hiver ; il est alors comme engourdi. En été comme en hiver, il lui est impossible de suivre une personne marchant du pas ordinaire. Il est pris d'étourdissement dans la marche, dès que la fatigue se montre. Il n'en travaille pas moins en toute saison ; seulement le travail lui est autrement pénible en hiver.

La peau est rugueuse, sèche. La main est glacée, bien que nous soyons en été. Poullaouec est toujours gelé et s'enrhume facilement ; au moindre froid, il est pris de coryza, avec larmoiement et gonflement des paupières.

La santé générale est bonne. L'appétit est conservé ; on mange cependant moins qu'auparavant. Il est vrai aussi que l'on produit beaucoup moins de travail. Constipation habituelle depuis un an ; on reste souvent plusieurs jours sans évacuer. Intelligence restée intacte.

Détail assez curieux : Poullaouec n'avait pas des habitudes d'intempérance; mais aujourd'hui il boit moins encore, parce qu'un rien l'enivre. Faut-il rapprocher ses vertiges alcooliques des étourdissements qu'il éprouve dans une marche qui le fatigue ?

Toujours frappé de cette espèce de parésie, nous soumîmes Poullaouec à l'usage de la strychnine, qui une fois nous avait donné un semblant de succès. Il est probable que son état ne s'est pas amélioré. Nous ne l'avons pas revu.

Observation XXXVI

(Hôpital de la Salpêtrière.— M. Legrand du Saulle.)

Nouveau cas de myxœdème ou cachexie pachydermique, par M. Charpentier, médecin suppléant à la Salpêtrière. (*Progrès médical* du 4 février 1882.)

La nommée Sache (Elise), quatre ans, admise en février 1881, présente un ensemble de symptômes qui rappellent la cachexie pachydermique, expression heureuse de M. le professeur Charcot pour désigner le myxœdème des auteurs anglais, ou une forme de l'état crétinoïde de M. Baillarger. La physionomie de la malade attira notre attention par la ressemblance qu'elle offrait avec le Pacha, idiot de Bicêtre, dont M. Bourneville a publié l'observation, comme cas de cachexie pachydermique. En effet, elle a le visage bouffi, arrondi transversalement, en forme de boule ; les paupières sont tuméfiées, immobiles; les yeux à peine ouverts, chassieux ; le regard est triste, l'air pleurard ; le nez épaté est épaissi ; les joues violacées, froides, tendues et bombées, contrastent avec le fond blanc jaunâtre du teint, qui a une couleur de miel ; la langue épaissie pend presque constamment entre les dents et les lèvres, qui laissent baver la salive.

La bouffissure de la face nous conduisit à l'examen général de l'enfant, et nous constatâmes le même état de la peau sur les membres supérieurs et inférieurs, à l'abdomen et aux reins, mais nullement à la région thoracique. Partout mêmes caractères: sensation de froid désagréable au toucher de la peau, qui n'est ni sèche, ni écailleuse, ni gluante ; teinte violacée surtout aux lombes, aux fesses et aux extrémités ; celles-ci sont déformées et massives. Aux mains, le creux palmaire est remplacé par une surface bombée. La peau est épaisse; le pli que l'on y produit en la prenant entre les doigts mesure plus d'un centimètre; l'impression du doigt ne s'y marque pas comme dans l'œdème, mais donne une sensation de résistance, mollasse et élastique à la fois.

Pas d'adhérences de la peau aux organes sous-jacents sur lesquels on parvient à les faire glisser; pas de troubles appréciables de la sensibilité cutanée. Les caractères pathologiques de la peau diminuent à mesure que l'exploration remonte vers les parties supérieures de l'abdomen et n'existent plus au thorax, qui, ainsi que le cou, présente une peau normale. L'empâtement signalé des régions sus-claviculaires, comme caractéristique du crétinisme congénital, est nul.

Les cheveux sont rares, les ongles normaux, les dents jaunâtres ; absence des molaires. Les narines sont à peine visibles. Rien aux appareils digestif, respiratoire, circulatoire, biliaire et rénal ; rien au cœur ; pas d'albumine dans les urines. Le cri est guttural, enroué, d'ailleurs rare. Pas de goître ; pas de déformation crânienne ni des oreilles, pas de déformation rachitique, sauf les vestiges d'une carie lombo-sacrée, ainsi qu'en témoignent des cicatrices anciennes de cautérisation. Pas d'autres phénomènes scrofuleux, pas de manifestations syphilitiques.

Quant aux troubles intellectuels, qui sont des plus manifestes, ce sont ceux de l'idiotie complète. La malade reste couchée dans son lit, grande gâteuse, immobile, dans un état de mutisme absolu, triste et silencieuse ; elle ne sait pas diriger son regard, ne peut tenir la tête, remue les membres mais sans les diriger, ne peut se tenir debout.

Depuis son entrée, aucun changement ne s'est produit, aucun trouble n'est survenu.

Voici les renseignements que nous avons pu nous procurer : l'enfant est née à Paris, de parents bien portants, ni crétins, ni goîtreux. Dans la famille, un oncle paternel aliéné à Ville-Evrard, une sœur maternelle rachitique ; l'enfant a deux sœurs plus jeunes qu'elle et bien portantes, sans vice de conformation. A la naissance, l'enfant, de bonne santé, n'offrait rien d'extraordinaire et ressemblait aux autres enfants ; le corps se développa régulièrement ; une chevelure assez forte apparut ; mais, à cinq mois, elle fut traitée pour une carie lombaire qui se compliqua de crises convulsives, répétées cinq fois par jour et qui durèrent six mois. C'est sur ces entrefaites que la mère remarqua la bouffissure de la peau, qui, depuis, n'a pas diminué.

Ce ne fut que plus tard qu'elle remarqua l'empâtement des membres inférieurs, qu'elle rapportait d'ailleurs à la carie vertébrale. C'est aussi à la même époque que les cheveux commencèrent à tomber, que le cri devint plus rauque et plus sourd, que le regard perdit de sa vivacité, et que l'apathie et l'abattement se manifestèrent. Voyant qu'aucun phénomène intellectuel ne se développait, la mère prit le parti de faire admettre son enfant à la Salpêtrière.

Observation XXXVI

Ridel-Saillard, *Gaz. des hôpitaux*, 17 septembre 1881

C. M.., ., femme de quarante-huit ans, a présenté, il y a trois ans, à la suite de grands chagrins, les premiers symptômes de l'affection dont elle est atteinte: désordres intellectuels rappelant la manie, gonflement des yeux, diminution notable des forces rendant tout travail impossible. Entrée en mars 1879 à l'hôpital Lariboisière, dans le service de M. Proust, voici ce que l'on constate à cette époque : la malade présentait un œdème généralisé ; les joues étaient tuméfiées, les paupières bouffies, les extrémités étaient œdématiées. Elle était affaiblie et plongée dans un état de cachexie assez marqué, causant peu et paraissant insouciante. D'ailleurs, rien d'appréciable à l'examen des principaux organes ; aucun signe d'affection cardiaque, ni pulmonaire, ni rénale.

Après un mois et demi environ de séjour, la malade quitte l'hôpital dans le même état. A la fin de 1880, elle entre dans le service de M. Bull, à l'hôpital temporaire (aujourd'hui hôpital Laënnec). Le 10 mars 1881, M. Ridel-Saillard, avec le concours de M. le docteur G. Ballet, qui avait déjà vu la malade à Lariboisière, constata l'état suivant ;

La face est large et arrondie, la paupière épaisse, rude et sèche ; le front creusé de sillons profonds ; la coloration rouge vif des joues contraste avec la pâleur cireuse des tissus environnants. Les paupières boursoufflées, dures, ridées, retombant sur les yeux, qu'elles ferment à moitié. Les lèvres sont cyanosées ; la racine du nez est un peu élargie. Les urines ne sont pas épaisses. La langue a son volume normal ; mais la luette et le voile du palais sont gonflés ; la malade en a la sensation. Les dents sont mauvaises.

Toute la peau du corps est le siége d'un œdème dur, se laissant difficilement déprimer et ne gardant pas l'empreinte du doigt ; elle est partout sèche, épaisse et recouverte de lamelles épidermiques. Sa dureté et sa sécheresse sont surtout marquées aux membres, qui sont énormes et de forme cylindrique, sans marque des attaches.

Le cou est large et court ; ses téguments sont épais et creusés de sillons profonds ; on n'y sent pas la glande thyroïde. Le ventre est très-volumineux, sans ascite.

La malade se meut péniblement ; sa démarche est lourde, la marche et la station verticale provoquent des douleurs dans les pieds. Il suffit de quelques pas pour la fatiguer et l'essouffler. Tous ses mouvements s'exécutent avec une excessive lenteur. Bien qu'elle paraisse cependant avoir conscience de la gravité de son état, elle semble apathique, indifférente à ce qui se passe autour d'elle. Elle parle très-lentement, d'un ton traîné, nasillard et monotone, et met un certain temps à répondre aux questions qu'on lui adresse, mais ses réponses sont raisonnables.

La malade dort mal; son sommeil est coupé de rêves affreux. Elle a toujours froid ; la température n'a jamais dépassé 36°,8 dans l'aisselle. La vue a considérablement baissé. Il y a des moments de surdité presque complète. La sensibilité générale est émoussée; elle ressent des fourmillements dans les extrémités, ses mains lui paraissent mortes. Elle éprouve parfois dans les membres et dans le tronc des douleurs sourdes, erratiques et spontanées.

Rien de particulier dans les poumons ni dans le cœur, si ce n'est que ses battements, réguliers d'ailleurs, sont faibles et sourds. Point d'appétit. Pas de vomissements. Diarrhée habituelle. Défécation rendue pénible par l'œdème rectal. La malade a eu trois métrorrhagies très-abondantes dans le cours de ces deux dernières années. Point de réapparition de règles. L'urine, excrétée en très-petite quantité, ne contient point d'albumine ni de sucre; elle est trouble et peu colorée.

Dans le courant du mois de mars, il est survenu de nouvelles complications gastriques ; vomissements assez fréquents et recrudescence de la diarrhée.

Cette femme est entrée dans cet état, le 1er avril, à la Salpêtrière.

Observation XXXVIII

Blaise, Contribution à l'étude de la cachexie pachydermique.

Honorine A..., lingère, âgée de trente-quatre ans et née à Montpellier, entre à la clinique des vieillards (service de M. Grasset) au mois de novembre 1880. Son père a joui d'une bonne santé habituelle; sur ses vieux jours, il est devenu asthmatique (catarrhe chronique et emphysème) et a succombé à l'âge de soixante-cinq ans. Sa mère est morte à l'âge de soixante-sept ans, des suites d'une attaque. Elle n'a qu'un frère âgé de quarante-quatre ans, qui s'est toujours bien porté.

A... d'un tempérament lymphatique, a présenté dans son enfance des engorgements ganglionnaires au cou et des croûtes dans les cheveux. Réglée à onze ans, sa menstruation était régulière, mais abondante. Elle perdait d'habitude pendant cinq à six jours ; souvent même, la période menstruelle durait jusqu'à huit jours. Ses règles ne s'accompagnaient pas de troubles nerveux, et, pendant leur évolution, elle se livrait sans inconvénient à ses occupations journalières. Elle n'a jamais eu d'enfant.

Elle prétend n'avoir commis aucun excès ; cependant elle passait, dans son quartier, pour une fille déréglée et commettant de fréquents excès vénériens. Elle ne présente d'ailleurs aucune trace de syphilis. Son caractère, très-turbulent jusque vers l'âge de douze ans, est devenu doux et facile à partir de cette époque. D'autre part, elle a mené jusqu'à l'âge adulte une vie très-active. Son intelligence paraissait vive et sa parole était rapide, à tel point que souvent on ne saisissait pas ce qu'elle disait.

Notre malade, qui n'a jamais quitté Montpellier, a toujours eu un embonpoint extraordinaire depuis l'établissement de ses menstrues. A l'âge de treize ans, on lui en donnait dix-huit. Mais ce n'est guère que vers l'âge de vingt-sept à vingt-huit ans qu'elle a commencé à prendre les proportions démesurées que nous lui voyons aujourd'hui. Cependant son affection paraît avoir débuté vers l'âge de vingt et un ans. A cette époque, elle a eu une éruption de petits boutons, gros comme une tête d'epingle, limitée aux membres supérieurs et qui dura cinq à six jours. Deux ou trois mois après cette éruption, ses cheveux commencèrent à tomber : tous les matins, le peigne en enlevait des quantités très-notables. Cette chute se prolongea pendant neuf mois environ, s'accompagnant de celle des cils et des poils dans toutes les régions qui en sont pourvues. En même temps, elle souffrait de fortes douleurs au niveau des pommettes et de gastralgie, avec vomissements fréquents de matières alimentaires, survenant assez loin des repas. A partir de ce moment, elle eut de la dysménorrhée et resta quatre mois sans être réglée. Mais bientôt, sous l'influence d'un traitement tonique et ferrugineux (vin de quinquina, pilules de Blaud, bains ferrugineux, nourriture substantielle, lait d'ânesse pendant un mois), l'état général ne tarda pas à s'amender. Le teint redevint frais, coloré ; et, malgré quelques douleurs gastralgiques, Honorine se trouvait dans un état de santé relativement bon, se livrant sans difficulté à ses occupations journalières. Elle garda sensiblement les mêmes dimensions et n'éprouva rien de particulier jusqu'à l'âge de vingt-sept ans. Mais alors les différentes parties de son corps, ou plutôt de ses téguments, se mirent à grossir progressivement, en même temps qu'elle éprouvait des sensations bizarres ; du côté de la peau, sensations douloureuses de brûlure, de piqûres d'épingle, de froid, d'eau qui lui courait dans les jambes, de torsion et de pression des chairs. En même temps aussi, elle avait des maux de tête fréquents, avec douleurs siégeant particulièrement au niveau des os malaires. Son caractère se modifia, devint inquiet. La parole devint lente, grasse, et revêtit bientôt un timbre spécial. Cette modification dans la parole s'accompagnait d'une certaine lenteur dans les idées, de fatigue intellectuelle rapide.

Les sens spéciaux eux-mêmes étaient compris dans ce tableau morbide. Le goût d'abord, et presque aussitôt l'odorat et l'ouïe, présentèrent des altérations fonctionnelles. Ces perversions sensorielles, d'abord peu accentuées, arrivèrent à leur maximum trois mois environ avant son entrée à l'Asile, qui eut lieu fin janvier 1878. Elle trouvait mauvais goût et mauvaise odeur aux aliments les mieux préparés. Elle entendait des propos injurieux, des propos obscènes, qui s'adressaient à elle et que prononçaient les personnes qui l'entouraient. Dans les premiers temps, son jugement suffisait à rectifier l'erreur de ses sens ; elle comprenait que ces personnes étaient incapables de proférer sur son compte de pareils propos, et elle arrivait, mais non sans peine, à se persuader qu'elle était le jouet d'illusions. Mais peu à peu sa volonté prit le dessous, et elle ne tarda pas à accorder une croyance entière aux indications erronées de ses sens. C'est alors qu'elle interpellait vivement dans la rue des personnes qu'elle accusait de mal parler d'elle et de l'insulter, tandis que la conversation de ces personnes avait roulé sur un sujet qui lui était complètement étranger. Il lui semblait que son corps exhalait une odeur repoussante.

Certaines personnes lui apparaissaient menaçantes, en même temps qu'elles lui reprochaient d'avoir tué l'enfant d'une de ses voisines. De nouvelles sensations bizarres se déclaraient du côté des téguments, trouvant, dans une certaine mesure, leur raison d'être dans les modifications que subissaient ces derniers. C'est ainsi qu'Honorine prétendait avoir un masque sur la figure, ou bien sa tête s'était transformée en une tête de chien. Quelque temps auparavant, elle avait constaté que la chaleur du soleil et le froid vif l'impressionnaient plus lentement que par le passé. Elle avait aussi constaté que l'épaississement progressif des téguments des mains avait diminué la délicatesse du toucher. Le sommeil était troublé par des rêves pénibles, par des apparitions terrifiantes. Les cheveux se remirent à tomber. En même temps la malade éprouvait des troubles digestifs, avec des douleurs gastralgiques après le repas, suivies de vomissements fréquents. La constipation était habituelle.

Les perversions sensorielles devinrent bientôt l'origine d'un délire continu, avec prédominance des idées de persécution. Internée à l'Asile sur ces entrefaites, elle resta quelque temps dans le même état psychique, prenant les gardiennes pour des hommes déguisés en femmes qui voulaient l'assassiner, poussant fréquemment des cris dans sa terreur, considérant le personnel médical comme des juges qui l'avaient condamnée.

Elle ne se rendait d'abord aucun compte du lieu où elle se trouvait. Ce n'est qu'au bout de quelques mois qu'elle parvint à se reconnaître et à distinguer qu'elle avait affaire à des médecins et à des infirmières. Le gonflement des téguments aurait progressé à l'Asile jusque vers la fin de 1878.

Particulièrement marqué à la face, surtout au côté droit, il devint tel, dit la malade, que l'on voyait l'eau à travers ses paupières, tant elles étaient transparentes. L'infiltration, par sa propagation aux muqueuses, et particulièrement à la muqueuse buccale, finit par rendre douloureux l'acte de serrer les mâchoires.

La parole devint plus grasse, comme empâtée, fortement nasillarde. Les lèvres épaisses, fortement renversées en dehors, laissaient la salive s'échapper avec facilité de sa bouche. Mais bientôt ce gonflement se mit à rétrocéder, particulièrement à la paume des mains et à la plante des pieds, en même temps que s'amendait l'état psychique et que disparaissaient progressivement les perversions sensorielles et les idées délirantes.

Pendant tout ce temps, Honorine avait une constipation opiniâtre, troublée de distance en distance par de véritables débâcles : 5 à 8 selles dans la même journée ; on aurait dit une véritable action purgative. Enfin l'état psychique finit par s'améliorer, à un point tel que la guérison fut complète et que notre malade obtint sa sortie de l'Asile en octobre 1880. Le traitement avait consisté dans l'administration de préparations toujours toniques et ferrugineuses : lait de quina, sirop de Raifort iodé, fer sous diverses formes, bains sulfureux.

État actuel. — Du côté des sens spéciaux, il n'existe plus aucune perversion sensorielle ; on constate simplement un peu de diminution de l'acuité visuelle. L'état mental est excellent : la malade est raisonnable. Pour tout ce qui est en dehors de l'état psychique ou sensoriel, il existe, d'après notre malade, une amélioration très-notable. La parole est beaucoup moins lente, mais elle conserve le caractère empâté, rauque et nasillard. Honorine n'est pas fatiguée par l'exercice intellectuel et entretient sans difficulté une conversation suivie. Il reste cependant un peu de lenteur dans les mouvements et les idées, peu marquées d'ailleurs.

Du côté des téguments, il existe une amélioration très-notable, particulièrement au niveau des pieds. Ces derniers ne diffèrent pas sensiblement de ceux d'une personne ordinaire, si l'on néglige un état de sécheresse particulier de la peau. L'amélioration a également porté sur la paume des mains, dont la peau est devenue moins épaisse et plus souple. L'œdème de la face aurait également diminué, particulièrement au niveau des paupières.

Si l'on compare la physionomie générale de notre malade à celle qu'elle a présentée avant le début de la maladie, et dont on peut juger d'après une photographie faite entre vingt et vingt et un ans, on constate un changement considérable, très-marqué, surtout en ce qui concerne la face. Ainsi, bien qu'Honorine présentât dès l'âge de vingt et un ans une face très-développée, comme tout le reste du corps d'ailleurs, il existe un rapport normal entre le développement de toutes les parties. De plus, on ne retrouve nullement cette apparence d'œdème, si nette actuellement au niveau des paupières, à tel point que ces dernières présentent une semi-transparence, un peu variable, du reste, suivant les jours.

Au premier abord, l'aspect de la face fait croire à un œdème brightique. Mais le doigt ne détermine pas de cupule à la pression ; le gonflement est surtout marqué au niveau de la branche montante du maxillaire inférieur de la parotide, avec prédominance à droite. Le front présente des rides profondes. Les lèvres sont encore fortement épaissies, renversées en dehors ; la muqueuse en est luisante, mais pâle et anémiée. Les cils ne sont revenus qu'incomplétement, et le bord libre des paupières est rouge. Les sourcils sont assez fournis ; il existe même un peu de barbe naissante sur les joues de chaque côté et sur la lèvre supérieure. Enfin la face a peu d'expression : on dirait un masque. Le rire ne détermine qu'une forte grimace, qui donne une physionomie étrange à la malade.

Depuis quatre ou cinq ans, les cheveux ont recommencé à tomber, mais peu abondamment. A la partie médiane et antérieure de la tête, il existe une calvitie presque abolue. D'autre part, la malade a remarqué que, dans ces dernières années, les cheveux avaient changé d'aspect et de consistance : ils seraient devenus plus laineux, moins fermes et plus ternes. La muqueuse de la bouche est épaissie, comme boursouflée. Les dents ont toujours été et sont encore en assez bon état (il ne manque qu'une incisive) ; elles déterminent sur la face interne des joues une empreinte permanente très-marquée. La luette est grosse, comme œdématiée, et pend sur la base de la langue.

La peau et le tissu cellulaire du cou sont aussi fortement épaissis ; l'extension de la tête détermine à la nuque des plis très-profonds. Sur le tronc, le système pileux est assez développé, et la peau présente le même aspect général que sur le reste du corps Les mamelles sont pendantes, lourdes, volumineuses, nullement fermes au toucher.

L'œdème spécial est encore assez net sur les bras et les avant-bras, mais il a presque totalement disparu sur les mains. Au niveau de ces dernières, la peau est particulièrement sèche et rugueuse, gercée, presque écailleuse, surtout autour des articulations métacarpo-phalangiennes et dans les parties susjacentes. Aux membres inférieurs, le gonflement est plus marqué, à l'exception des pieds. On n'y voit aucune trace d'insertion musculaire, et il existe un défaut de proportion très-manifeste entre le volume des membres aux différentes hauteurs. Ainsi, à partir de la saillie du mollet, la jambe va s'amincissant beaucoup moins qu'à l'état normal. D'ailleurs, dans quelque partie du corps que l'on envisage le tégument, ce dernier présente une fausse apparence d'œdème, sans cupule à la pression du doigt, nulle part mieux marquée qu'à la face ; une coloration blanchâtre, un peu cireuse dans certaines régions, un état de rudesse et de sécheresse très-marqué.

La sécrétion sudorale est fortement diminuée : la malade ne sue d'une façon un peu notable que sous les aisselles. La sensibilité cutanée ne paraît pas actuellement émoussée, au moins d'une façon appréciable. Les organes internes paraissent sains. A l'auscultation du cœur, on trouve un bruit de souffle anémique à la base, qui se propage dans les vaisseaux du cou. La quantité d'urine rendue dans les vingt-quatre heures est normale. Cette urine (D =1013 — 1020), même fraîche, présente une légère réaction alcaline et laisse déposer, au bout d'un certain temps, un précipité muqueux assez abondant, qui ne présente au microscope aucun caractère bien particulier. Cet état d'urine est dû probablement à un peu de catarrhe vésical. La quantité d'urée excrétée dans les vingt-quatre heures paraît diminuée. L'analyse n'a révélé que 14 grammes dans les urines rendues du 25 au 26 février. Il n'existe d'ailleurs aucune trace d'albumine. Le thermomètre a donné les résultats suivants :

22 février (3 heures soir), la température ambiante étant de 19° :

Aisselle	droite.....	39°,4.
	gauche....	
Pli du coude	droit.....	35°,4.
	gauche....	35°,6.
Face antérieure de l'avant-bras...	droit......	31°,6.
	gauche....	31°,7.

25 février (4 h. soir). — T. ax. dr., 36°,9.
26 février (10 h. matin). — T. ax., 36°,5.
27 février. (matin). — T. ax., 36°,8.
28 février (3 h. soir). — T. ax., 37°,2.

En présence de ces chiffres, il serait difficile de conclure à un véritable abaissement de la température périphérique. — En prévision d'antécédents syphilitiques, on avait institué, quelque temps après son entrée à la clinique, un traitement spécifique. Pendant environ trois semaines, Honorine prit de la liqueur de van Swieten et de l'iodure de potassium. Mais ce traitement, loin d'amener une amélioration, paraissait augmenter la faiblesse générale. Aussi, et comme d'autre part il n'existait pas de raison probante pour l'existence d'une syphilis antérieure, ce traitement fut-il remplacé par des préparations toniques et ferrugineuses (vin de quinquina, peroxychlorure de fer, etc.). Il en résulta promptement une amélioration réelle dans l'état général de la malade.

Observation XXXIX

Grocco Pietro, *Annali univ. di med.*, vol. 263; 1883. — Cas de néphrite albumineuse chronique, compliquée de myxœdème

Antécédents. — Alessandrina Casali, née Fiorani, âgée de quarante-cinq ans, femme de chambre, native de Pavie. Mère morte de phthisie; père, teinturier, mort des suites d'un phlegmon au cou, survenu durant le cours d'une longue maladie nerveuse, qui lui causait de l'insensibilité et une paralysie des membres. Deux de ses frères sont morts tuberculeux, un troisième vit en bonne santé. Dans son enfance, aucun accident scrofuleux ; ses menstrues furent régulières, et dans sa jeunesse elle eut souvent de violentes épistaxis. A dix-sept ans, elle souffrit d'une ischialgie qui lui dura dix-huit mois. Elle se marie en 1861. De 1861 à 1870, elle accoucha trois fois, nourrit un de ses enfants, eut une fausse couche et souffrit seulement d'une conjonctivite, probablement granuleuse, qui dura environ un an. La série non interrompue de ses maux date de 1870. Elle habitait une maison très-humide. A une prostration des forces toujours croissante s'ajoutèrent, peu à peu, la décoloration du visage, l'oppression de la poitrine, les palpitations, l'enflure de la face, des mains, des jambes et du tronc. Ces symptômes s'accrurent tellement que, en 1872, la femme Casali ne put plus sortir de chez elle, et aussi parce que la fatigue entraînait d'abondantes métrorrhagies. Le médecin, docteur Padova, en présence de l'œdème diffus et de l'examen de l'urine, diagnostiqua la maladie de Bright, et le diagnostic fut confirmé en 1872 à la clinique médicale. Il survint alors une maladie de la peau, qui fut guérie après quelques mois et qu'on qualifia d'eczéma.

L'enflure des téguments ne disparut jamais, bien que, dans les premières années, elle subît de larges oscillations en intensité. A partir de 1874 et depuis, elle eut toujours une plus grande tendance à rester stationnaire, et d'ailleurs désagréable, par suite de la sécheresse de la peau qui s'y était ajoutée, avec une sensation de démangeaison, là surtout où s'accumulaient des squames. Celles-ci n'épargnèrent aucune partie du corps, pas même la paume des mains. Dès 1875 commença la chute des cheveux, puis se développèrent des tumeurs du cuir chevelu, dont on n'avait constaté que quelques-unes, très-petites d'abord, et dont nous reparlerons dans l'examen de l'état actuel. Dans les trois ou quatre dernières années, l'enflure de la peau n'atteignit plus le degré des années précédentes, mais fut bien plus fixe ; de sorte que la malade ne pouvait plus remarquer si la station horizontale ou verticale influait ou non sur le degré d'enflure de la face et des jambes. Elle remarqua, au contraire, une tuméfaction notable au côté gauche du corps, tandis que son décubitus portait sur l'autre côté. Sa main, grossie, la rendit incapable de travaux féminins délicats, et sa marche devint peu à peu lente et embarrassée, si bien qu'en dernier lieu A. Casali eut toujours besoin d'être soutenue pour se déplacer d'un côté à l'autre de sa chambre, précisément par suite d'une langueur générale des forces, qui aboutissait aisément à des lipothymies, à de la pesanteur excessive des jambes et une sensation très-générale de tiraillement et de raideur aux lombes. Elle souffrit souvent, surtout en dernier lieu, d'attaques de céphalalgie, en même temps que se développait un état de dépression constante de l'esprit, avec perte de la mémoire, apathie et somnolence habituelles. En outre, depuis deux ans, la parole est embarrassée ; il semble à la malade que sa langue a augmenté de volume ; la voix était devenue rauque et gutturale. La vue et l'ouïe perdirent de leur acuité, en même temps que se développait une hyperesthésie auditive. L'appétit allait toujours diminuant. Quelques quintes de toux sans accès asthmatiques ; palpitations du cœur à la suite de mouvements brusques, mais sans attaques asystoliques ; constipation habituelle ; menstrues toujours abondantes et métrorrhagies pour les moindres causes.

Les deux accouchements et l'avortement, qui eurent lieu à cette époque, entraînèrent une perte sanguine, métrorrhagie abondante. Depuis plus d'un an, on peut dire que les menstrues sont suppléées par des métrorrhagies très-fréquentes, tout à fait irrégulières et alternant avec de la leucorrhée. Dans les premières années, les urines furent, soit rares et colorées, soit plutôt abondantes et spumeuses ; mais, en dernier lieu, elles furent plutôt toujours incolores et peu abondantes. Le mal, dans son cours, n'eut pas de caractère inflammatoire, et la malade supporta de moins en moins le froid, surtout aux extrémités, qui devenaient aisément cyanosées.

La liste des médecins qui traitèrent rationnellement A. Casali est longue ; mais leurs traitements restèrent impuissants et n'apportèrent aucun soulagement à la malade.

État présent. — Un premier regard jeté sur la zone malade cause une impression forte et désagréable. Au lit, elle est couchée de préférence sur le côté droit ; quand elle est levée, elle se tient assise sur un canapé, appuyant d'ordinaire la tête sur un oreiller placé auprès d'elle. La taille est au-dessous de la moyenne ; la corpulence exagérée, comme dans les cas de polysarcie. Elle marche, soutenue par sa fille, d'un pas lent, traînant les pieds, le corps raide ; le mouvements provoquent des vertiges et des lypothymies : elle tomberait si elle marchait seule. En marchant, elle éprouve une sensation très-désagréable de tiraillements aux reins et à la nuque.

Tête. — La physionomie est celle d'une personne attaquée de torpeur mentale : les traits du visage, mal dessinés sur une face enflée, se modifient très-peu sous l'action de rares mouvements de l'esprit et font songer à un masque. Le regard est lent, la parole pénible, précédée à chaque mot d'une inspiration profonde, émise d'une voix rauque, gutturale, mal articulée, par suite du défaut de mobilité de la langue, que la malade croit enflée.

Le sujet répond aux questions, mais lentement ; puis, à certains moments, s'arrête dans une sorte de stupeur, surtout si l'interrogation se prolonge. La mémoire est diminuée, et l'affectivité est aussi affaiblie. On est surpris, parfois, de l'irritation momentanée que manifeste A. Casali pour des motifs insignifiants. Le sommeil est rare, interrompu. La céphalalgie est fréquente, la tête constamment lourde. Le crâne, bien conformé, offre peu de cheveux, qui manquent par larges zones, particulièrement à la moitié gauche du front et du sommet. Le cuir chevelu est généralement épaissi, avec des sillons tracés çà et là, d'un relief marqué, avec une surface partout rugueuse, par suite des écailles épidermiques qui abondent, avec des kystes athéromateux nombreux et plus ou moins fluctuants. Certains sont plus gros qu'une noix, d'autres beaucoup plus petits qu'une noisette ; les uns couverts d'une peau relativement intacte, d'autres offrant une surface rouge, ulcérée.

Le visage enflé est celui des albuminuriques. La rougeur fréquente des joues contraste avec la pâleur de cire des parties voisines et avec la pâleur de la muqueuse labiale. Le front est ridé, couvert de lames épidermiques; sur les côtés de la base du nez, un relief cutané circonscrit les orbites, en dedans et au-dessous. L'examen de l'œil, fait par le Dr Rampoldi, aboutit aux résultats suivants : les globes des yeux sont un peu saillants, le gauche surtout, auquel répond une fente palpébrale un peu plus dilatée. Les paupières sont épaissies, surtout celles de l'œil gauche. En abaissant des deux côtés la paupière inférieure, on constate que la conjonctive péribulbaire aboutit inférieurement à un chémosis, séreux en apparence, mais qui au toucher est résistant et froid. Le fait est plus manifeste à gauche qu'à droite. La cornée est transparente, avec une sensibilité normale. L'humeur aqueuse est transparente. La pupille gauche est un peu plus dilatée que la droite, et toutes deux présentent une mobilité normale. A l'examen ophthalmoscopique, on constate l'œdème de la papille du nerf optique des deux côtés, avec prédominance à gauche. La papille elle-même est soulevée, les bords sont rayonnants, le reflet terne, les bords mal limités. Le reflet lui-même du champ rétinique est décoloré. Les vaisseaux artériels apparaissent plus fins et plus pâles qu'à l'état normal; tandis que les veines sont plus distinctes, excepté autour de la papille, où elles apparaissent avec moins de netteté. L'acuité visuelle est altérée à un certain point, et l'on remarque que la vision se fatigue vite. L'examen chromatique est normal, la tension des bulbes est également normale. Le sujet déclare à plusieurs reprises qu'il a des étincelles devant les yeux.

Le pavillon de l'oreille est raide, épaissi ; le conduit auditif externe est rétréci ; les membranes du tympan sont dans un état normal : l'acuité auditive est affaiblie, surtout à gauche. L'odorat est sujet a des *paresthésies* et à des hyperesthésies. On ne trouve pas de points douloureux sur la face, où la malade accuse des sensations fréquentes de chaleur et des zones paresthésiques, à formes très-étranges. Le doigt ne laisse aucune empreinte sur la peau molle et enflée de la figure, lors même qu'on presse sur la joue gauche, qui est la plus enflée. La langue est habituellement saburrale, d'un volume normal, avec une perception normale des saveurs. Elle se déplace et se meut aisément dans tous les sens. Les dents sont rares et cariées. La luette, un peu basse, a des dimensions que l'on peut dire régulières, si on la compare au voile du palais. Les muqueuses, au contraire, qui tapissent les zones, sont enflées et molles au toucher, surtout à gauche. L'appétit est médiocre; la déglutition, parfois un peu douloureuse, se fait toujours sans renvoi, par le nez, et sans déviation dans les voies respiratoires. Les nausées et les vomissements ne sont pas rares.

Cou. — Sa grosseur est exagérée. Dans la région sus-hyoïdienne, l'enflure de la peau et du tissu cellulaire sous-cutané rappelle la périadénite diffuse; mais le toucher exclut cette supposition, car il ne laisse aucune empreinte du doigt. Les jugulaires externes n'offrent rien de particulier. La peau blanchâtre paraît malpropre, est rugueuse au toucher par les squames qui y sont disséminées. La grosseur et la dureté de la peau sont très-grandes par derrière, surtout dans la partie inférieure. Le toucher dénote un grossissement du lobe droit de la thyroïde. Sur les carotides on entend les deux bruits, le premier avec un léger souffle.

Thorax. — Il est ample, avec un développement excessif des mamelles, une disparition pour ainsi dire complète des fosses sous-claviculaires. La peau est semée de détritus, de lames épidermiques. La malade y sent toujours de l'oppression, et celle-ci augmente beaucoup avec les mouvements de la personne ; il s'y joint alors des battements de cœur. Les mouvements respiratoires sont rares, peu étendus et surtout costaux. On ne trouve pas le point où bat la pointe du cœur. Partout, au toucher, la peau est sèche, âpre, dure, épaisse, sans trace aucune d'empreinte des doigts. Il n'y a pas de points douloureux. A la percussion, l'élasticité et la résonnance thoracique sont en général affaiblies ; la matité hépatique est augmentée d'une côte, et la mesure oblique des diamètres cardiaques est augmentée d'un centimètre (9 cm.); d'ailleurs, la position du cœur est normale.

Le murmure vésiculaire s'entend dans toute l'étendue du poumon, petit et rude ; en arrière et en bas, on entend toujours des râles sous-crépitants. Les bruits cardiaques sont faibles, profonds, avec exagération du second bruit aortique ; le second bruit est voilé à la pointe par un léger souffle.

Abdomen. — Il est très-volumineux, au point que la circonférence du corps, prise à l'ombilic, est de 125 centimètres. Il est élargi sur les flancs, qui débordent d'une manière notable. La peau et le tissu cellulaire sous-cutané sont fortement épaissis ; on y fait avec peine de gros plis, et nulle part, pas même dans les parties les plus déclives, le doigt n'y laisse d'empreinte. La palpation et la percussion faites avec soin, on conclut qu'il n'y a pas de liquide dans le péritoine ; on constate aussi que, sans se plaindre, la malade supporte la palpation profonde : rien, par suite, d'anormal dans la cavité abdominale.

Le pubis est à peu près dépourvu de poils. On constate qu'un sang fluide, noirâtre, avec quelques caillots, s'écoule des organes génitaux, qu'il n'a pas été possible de soumettre à une exploration directe.

Extrémités. — Les jambes présentent une augmentation générale de volume; les pieds présentent une déformation qui rappelle vraiment le pied du pachyderme. Le pied, certainement, est la partie relativement la plus grossie du membre ; la face dorsale est bombée, la face plantaire aplatie, large surtout à l'extrémité des doigts ; le cou-de-pied est si arrondi, que les contours articulaires ont disparu. On voit sur le dos et la plante des pieds des écailles qui dessinent une ichthyose symptomatique.

Les doigts aussi sont très-gros, et surtout squameux à la face dorsale ; les ongles sont hypertrophiés, déformés, striés à la surface. Les mouvements des doigts sur le pied et de celui-ci sur la jambe sont possibles et sans douleur, mais pénibles et limités. Sur la jambe, en particulier au bas, en moindre quantité sur la cuisse, on trouve déposés çà et là des lamelles épidermiques, qui rendent rugueuse la peau du membre. De haut en bas, l'épaisseur et la consistance de la peau et du tissu conjonctif sous-jacent augmentent d'une façon inégale.

Mais nulle part, pas même sur le pied, le doigt ne laisse d'empreinte. Le périmètre à gauche, sur les gastrocnémiens, est de 48 centimètres, sur le cou-de-pied de 36 centimètres; à droite, de quelques centimètres de moins. L'enflure de la jambe est la même, mesurée sur la malade couchée ou levée. Les bras sont également grossis; le *maximum* de la déformation est aux mains. Là aussi on constate l'enflure, la rudesse, la sécheresse de la peau, l'absence d'empreinte au toucher. Mais les mains méritent une description particulière : volumineuses, d'une façon disproportionnée, elles offrent au dos un véritable coussin de peau et de tissu cellulaire sous-cutané, qui, au toucher, paraît mou, avec une surface couverte de rides fines qui témoignent d'une diminution de volume. La peau est également épaisse, mais débarrassée par des lavages continuels des écailles que la malade y a eues autrefois. Les doigts sont enflés, très-gros aux phalanges médianes, avec la peau épaissie, molle et comme en excès, offrant çà et là de petits reliefs légèrement pointus, indolents, formés de squames accumulées; des points rougeâtres, qu'on prendrait à première vue pour des taches de purpura, et qui répondent au contraire à des épaississements de la surface du derme avec accumulation persistante de pigment.

La malade ne se rappelle pas avoir transpiré depuis plusieurs années, ni dans les membres, ni dans aucune partie du corps, et la sensation générale de sécheresse et de démangeaison cutanée l'engage à se laver souvent ; elle se dé-barrasse ainsi en partie des amas épidermiques de la peau. Les sinapismes la laissent insensible, et les vésicatoires n'ont à peu près aucun effet.

La *défécation* est peu abondante, rare et laborieuse.

Les *urines* sont peu abondantes (moins d'un litre en moyenne), pâles, opa-ques, de la densité de 1010 à 1014, légèrement acides, pauvres en urée, en sels et en pigments, avec une quantité notable d'albumine qui se précipite par la chaleur; l'acide acétique y provoque un nuage laiteux, floconneux, blanchâtre, que le microscope montre constitué par des cellules épithéliales de la vessie et du vagin, et par de l'épithélium rénal, déformé et graisseux, avec quelques cy-lindres jaunes ou granulo-adipeux.

Le pouls donne une moyenne de 76, est petit et régulier.

La *température* axillaire oscille entre 36°,2 et 36°,4.

Je voulus interroger le sujet sur la marche de la difformité de la face et des membres, et elle me répondit que, pour la face, elle ne saurait en rien dire, car depuis longtemps elle n'avait pas osé se regarder dans un miroir ; mais que les membres, surtout les pieds, s'étaient déformés d'une façon extraordinaire. Le mari, plus intelligent, attribua le maximum de la difformité à la figure, au cou et aux pieds. Le docteur Meriggi, médecin de S.-Corona, qui soigna la malade, il y a plusieurs années, affirma, en la visitant avec moi, que le volume des mains et des pieds, comme celui de la face, s'était accru, et que la consistance de la peau et du tissu cellulaire sous-cutané s'était augmen tée d'une manière générale

Le docteur Grocco fait suivre cette observation des considérations suivantes :

Diagnostic.— L'œdème diffus de la peau noté précédemment, l'examen micro-scopique de l'urine, suffisent à eux seuls pour le diagnostic de la néphrite. Le degré et la longue persistance de l'œdème, aussi bien que la petite quantité con-stante des urines, notablement albumineuses, font penser à la forme *paren-chymateuse* de la néphrite, et la date de l'apparition du mal en fait reconnaître actuellement la troisième période, l'atrophie, celle dans laquelle la néphrite albu-mineuse et l'interstitielle diffuse chronique viennént, pour ainsi dire, se donner la main.

Mais c'est moins la néphrite, intéressante d'ailleurs par cette durée de plus de douze ans, que l'état particulier des téguments communs, qui dans le cas présent attire notre attention, ainsi que d'autres symptômes qu'il convient de rattacher à la forme morbide cutanée.

La physionomie des malades atteints du **myxœdème** est si caractéristique, dit

Charcot, que, vue une fois, elle permet un diagnostic immédiat. La face grossie, accusant une torpeur mentale; le manque de cheveux ; la voix rauque, pénible, *empâtée;* les réponses lentes et courtes, la dépression intellectuelle qui se révèle bientôt dans ces réponses ; l'enflure générale de la peau avec les seules apparences de l'œdème ordinaire, avec la surface sèche et rugueuse; l'âge, le sexe ; la déformation des mains et des pieds, l'état général de cachexie, ne pouvaient point ne pas me rappeler le myxœdème. La perte de la mémoire, l'apathie morale relative, la marche difficile, la forme particulière des mains et des pieds, l'abaissement de la température du corps, l'anhydrosie, etc., tout me fit arrêter à cette rare forme morbide, dont j'avais en main la triade symptomatique : œdème cutané, troubles du système nerveux et cachexie.

A côté de ces symptômes multiples, les symptômes cutanés sont tout particulièrement en faveur du myxœdème. La consistance de la peau, qui ne garde pas l'empreinte digitale, fait rejeter l'idée d'un œdème ordinaire. De plus, il n'y a pas de rapport entre le degré de l'œdème cutané et la gravité de l'affection.

Encore moins devons-nous songer ici à ce que l'on appelle l'*œdème inflammatoire,* qui ne se présente pas aussi général, ne peut s'accorder avec la consistance si inégale et même molle de la peau, et s'allie à des signes phlogistiques qui ne se montrent pas dans notre cas. A la *polysarcie* ne peuvent se rattacher l'anhydrose, l'astéatose et l'atrophie si marquée des bulbes pileux de la peau, comme la consistance trop inégale et en certains endroits exagérée du tégument. On ne peut guère admettre une polysarcie se développant sur un œdème chronique en rapport avec une néphrite albumineuse chronique, prédominant d'un côté du corps et localisée spécialement aux mains et aux pieds.

Ce n'est pas le cas d'invoquer l'*éléphantiasis des Arabes,* qui ne se présente pas généralisé à toute la peau, et pas davantage l'ichthyosis, dont les symptômes sont bien différents et qui, à cet âge, ne débute pas avec la forme diffuse et idiopathique. Quant à la *sclérodermie,* nous basant sur la distinction faite par Hardy, nous devons écarter tout d'abord la *forme en plaques* et *celle des extrémités,* pour examiner celle que l'illustre dermatologiste français a appelée *sclérodermie œdémateuse,* et qui peut devenir si générale sur la peau, que Grasset en fit un anneau de conjonction entre la sclérodermie et le myxœdème. Néanmoins cette dernière espèce de Hardy ne me semble pas convenir au cas particulier, soit pour la consistance de la peau, que nulle part nous ne trouvons pierreuse ou de nature analogue, soit à cause de l'existence de la triade symptomatique caractéristique du myxœdème.

C'est donc à ce dernier que nous sommes obligé de conclure, en attirant toutefois l'attention sur ce fait que, dans notre cas, il existait une hypertrophie du corps thyroïde, une exophthalmie bilatérale et une tuméfaction relativement petite des lèvres.

Mais, avant tout, nous devons nous occuper de la néphrite albumineuse, qui manque en général dans le myxœdème jusqu'à la phase ultime, et qui est au contraire le premier fait, pour mieux dire le fond même, de la maladie de Casali. Et il faut d'autant plus en reconnaître l'importance, qu'elle a eu sa part dans la production des troubles observés : l'anémie, l'abaissement de la température et les phénomènes nerveux qui peuvent être subordonnés à la néphrite.

G. Lietro croit pouvoir cependant conclure à l'existence du myxœdème. En réalité, ou bien le myxœdème n'est rien de plus qu'une forme symptomatique, et alors l'existence d'un processus morbide, auquel il faut le subordonner, est bien naturelle ; ou c'est une maladie distincte, et le fait qu'en certaines circonstances il se présente comme groupe symptomatique d'une autre maladie n'en reste pas moins parfaitement possible. Dans le champ pathologique, partout bouleversé, manque-t-il d'entités morbides qui sont tantôt primitives, idiopathiques; tantôt secondaires, symptômes d'autres maladies, et où l'on puisse ou non établir le lien morbide? Pour le myxœdème en particulier, l'étiologie est très-obscure; et, s'il y a un organe avec lequel il ait quelque sympathie, c'est le rein. Que l'on considère qu'un des cas donnés par Ord a débuté par une hématurie ; que, dans les sujets disséqués, le rein a été trouvé granuleux ; que, dans le myxœdème à marche lente, l'attention est attirée sur la néphrite albumineuse, et qu'entre la peau de l'appareil uropoiétique, le lien fonctionnel est très-évident.

D'autre part, l'œdème néphrétique n'est pas mécanique comme celui des maladies du cœur, ni discrasique dans le sens d'une simple hypoalbuminose, mais discrasique en ce sens que des principes anormaux, quels qu'ils soient, sont portés par la circulation à la peau, aux séreuses, aux muqueuses, aux parenchymes, y provoquant des transsudations dans les cavités ou dans les interstices. Et cependant chez cette femme, encore peu âgée, après une marche très-lente du mal, n'est-il pas possible que, par une disposition que l'on ne peut définir, l'œdème néphrétique se soit transformé en un autre trouble de la nutrition, aboutissant à une formation organique incomplète, comme le voudrait Ord, c'est-à-dire en myxœdème? La peau nous présente clairement les caractères de cette maladie, et les symptômes nerveux s'offrent en foule, en même temps que l'on ne peut les regarder comme entièrement urémiques, si l'on en apprécie la fixité et le progrès graduel depuis plusieurs années.

Je n'ai pas l'intention, me basant sur ce seul cas, de faire, comme Mahomed, du myxœdème une forme du mal de Bright, ou au moins un œdème chronique en voie d'organisation. Sans doute, Goodhart a soutenu dernièrement que l'aspect d'un œdème chronique peut être en tous points semblable à celui du myxœdème, sans que l'analogie se poursuive sur le terrain de l'anatomie pathologique. Que l'on remarque cependant que cet auteur appuie son assertion

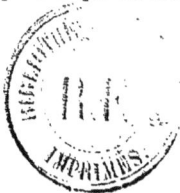

sur une seule étude microscopique, et que, pour la différenciation, il s'est basé
sur la quantité de mucine, que l'on ne peut encore donner comme la caractéristique du myxœdème. D'autre part, pourquoi, dans la myriade des cas d'œdème
chronique et diffus, voit-on d'une façon si exceptionnelle ceux-ci aboutir à une
forme dont les caractères cliniques simulent le vrai myxœdème?

Tant que l'anatomie pathologique de cette affection ne reposera pas sur des
indications plus nombreuses et plus sûres, je crois que l'on n'est pas autorisé
à en séparer les cadres cliniques qui, dans leurs divers phénomènes, repro-
duisent clairement cette nouvelle forme morbide. Et, en face de l'assertion de
Mahomed, que tout myxœdème est un œdème chronique organisé ; en face de
l'opinion soutenue par Ord, qu'il ne l'est jamais, il y a peut-être lieu de s'arrêter à cette opinion intermédiaire, à savoir, que l'on peut arriver par des voies
multiples à un cadre clinique et anatomique déterminé. Le pronostic fut naturellement défavorable ; on prescrivit, conformément à ce qui a été exposé ci-
dessus, un traitement symptomatique qui, jusqu'à présent, n'a eu aucun résultat
avantageux.

Voici, d'ailleurs, les conclusions principales de l'auteur. C'est un fait que, de
certaines maladies présentées comme nouvelles, il n'est résulté finalement qu'un
changement de nom ou une variété de maladies déjà connues; mais, d'autre part,
nous ne devons pas nier d'une façon systématique que des études consciencieuses
et faites avec soin ne puissent mener à déterminer des cadres cliniques vraiment
nouveaux. Ceux-ci, au lieu de causer une confusion que l'on craint sans raison,
concentrent l'attention des observateurs et aboutissent ou à une maladie nouvelle ou à une forme symptomatique nouvelle et bien définie. Dans le second cas
même, il y a progrès médical, surtout si l'on détermine la forme anatomique cor-
respondante.

Mais, si l'on demande si le myxœdème est une maladie en soi ou une forme
symptomatique d'autres maladies, je crois que l'on ne peut pas encore répondre
avec certitude. Certaines observations conduites avec soin feraient pencher
pour l'idiopathie de la forme morbide; notre cas particulier semble autoriser la
conclusion qu'il y a un myxœdème symptomatique.

Observation XLIX

Arthur Luttey, *Brit. med. Journal*, 1881

Madame W. C..., âgée de cinquante-sept ans, jouissait encore d'une parfaite
santé, il y a sept ans, lorsqu'elle eut ce qu'elle décrit comme un accès, et qui lui
fit perdre connaissance pendant plus d'une heure. L'attaque ne se renouvela

point, mais sa santé devint mauvaise, et un médecin, qu'elle vit vers cette épo que, lui aurait dit qu'elle avait une maladie de cœur, une maladie de foie et une maladie à la moelle épinière. Les menstrues cessèrent un an après, et sa santé s'améliora un peu. Elle tient une petite boutique d'épicerie, habite dans un quartier fiévreux et a souffert de la fièvre pendant plus de neuf mois.

Je vis la malade pour la première fois en novembre 1879, quand son état était le suivant : sa physionomie était sans expression et apathique, les lèvres épais- ses et retournées, les coins de la bouche déprimés. Il y avait un œdème des deux paupières inférieures et supérieures, et le teint était brouillé et jaune, avec un amas permanent de poussière rouge brique sur les deux joues. Les bruits du cœur normaux, mais un peu faibles. Pouls, 68. Urine : densité, 1024 ; ni su- cre, ni dépôts. Elle se plaignait surtout de faiblesse et de dyspepsie flatulente. Comme elle avait l'habitude de boire beaucoup de thé, le fait n'avait rien d'éton- nant. Son état s'améliora sous l'influence de toniques amers : gentiane, quas- sia, etc.

On m'a demandé encore de la voir le 21 mai 1882. Elle est devenue graduelle- ment plus pesante et plus lourde. Elle ne peut se servir commodément de ses doigts, et doit recourir à ses clients pour qu'ils forment eux-mêmes leurs petits paquets de thé ou de sucre ; ses doigts ont aussi grossi visiblement. Sa face a un air marqué de distraction, et le visage est élargi d'une manière générale. Ses yeux sont très-humides ét sa vue n'est pas aussi bonne ; mais l'ophthalmoscope ne révèle rien de particulier. Sa bouche laisse écouler la salive, et la nuit ses cous- sins sont mouillés. Durant l'année dernière, elle est devenue presque complé- tement chauve. Son ouïe est mauvaise, et il y a un écoulement sanguin de l'o- reille droite. Sa parole est lente et calculée d'une façon particulière, mais elle s'exprime très-bien et sans bredouiller. Le soir, quand elle ôte ses bas, elle peut en faire tomber l'épithélium « exactement comme de la farine. » Je n'ai pu con- stater aucune augmentation de volume du foie ou de la rate. L'urine est parfai- tement saine, et les bruits du cœur sont ce qu'ils étaient il y a plus de deux ans. Elle paraît éprouver un bon effet de l'ammoniaque et de la gentiane ; sous l'in- fluence de son emploi, l'appétit s'est amélioré et elle a repris des forces. La ma- ladie me paraît dépendre d'un désordre de la nutrition, avec affaissement du sys- tème nerveux vaso-moteur. La peau, d'une manière générale, devient molle et perd ses qualités naturelles d'huileuse et d'élastique. La sensibilité tactile est par conséquent très-diminuée, et les facultés deviennent plus ou moins émous- sées.

INDEX BIBLIOGRAPHIQUE

Sir W. Gull. — On a cretinoid state supervening in adult life in wo-
men. (Trans. of the Clin. Soc. of London, vol. VII, p. 180; 1873).

W.-M. Ord. — On Myxœdema (Med.-chir. Transactions, vol. LXI,
p. 57; 1877).

Id.   — Clinical Lecture on myxœdema (Brit. med. Journal,
may 1878).

Olive. — Sur le Myxœdema (Revue). (Arch. gén. de méd., 1879, t. I,
p. 677).

Savage. — Myxœdema and its nervous symptoms. (Journal of mental
science. Jan. 1880, p. 417).

Goodhart. — Cretinism sporadic and Myxœdema. (Med. Times and
Gazette; 1 may 1880).

Hadden. — Du Myxœdema. (Progrès médical, n°ˢ 30 et 31; 1880).

Ballet. — Cachexie pachydermique (myxœdème des auteurs anglais),
in Progrès médical, 24 juillet 1880.

Bourneville et Dolier. — Note sur un cas de crétinisme avec cachexie pachydermique. (Progrès médical, 20 août 1880, n° 35).

Thaon. — Cachexie pachydermique (œdème crétinoïde, myxœdème),
in Revúe mens. de méd. et de chir., août 1880.

Th. Inglis. — Two Cases of myxœdema. (The Lancet, p. 496; vol.
II, 1880).

Dyce Duckwotth. — Two Cases of myxœdema. (The Lancet, t. II,
p. 815; 1880).

CHARCOT. — Leçon clinique (Gaz. méd. de Paris, n° 51; 1880, et Gaz. des hôp., 25 janvier 1881).

ORD. — Clinic. Soc. Transactions, 1880.

HAMMOND. — On Myxœdema, with special reference to its cerebral and nervous symptoms (in Neurological Contributions, vol. I, n° 3; 1881).

FIESINGER. — Revue médicale de l'Est, 1881.

A. LATTEY. — Case of myxœdema (Brit. med. Journal, 1881).

HOPKINS. — The Lancet, Déc. 1881.

LLOYD. — Clin. Soc. Trans., vol. XIV; 1881. — Discussion.

CAFAVY AND LUNN. — Cases of myxœdema. (Brit. med. Journal, Déc. 1881).

LEDIARD (Henri). — Case of myxœdema. (The Lancet, 1881, p. 696).

MAHOMED. — The Pathology and Etiology of myxœdema. (The Lancet, 1881).

MERCER. — New-York Med. Record. April 1881.

MORVAN (de Lannilis). — Contribution à l'étude du myxœdème. Du Myxœdème en basse Bretagne. (Gaz. hebd. de méd. et de ch., p. 542, 557, 573 et 590; 1881).

SAILLARD. — Observation nouvelle. (Gaz. des hôp., p. 849 ; 1881).

H. BLAISE. — De la Cachexie pachydermique. — Observations nouvelles avec aliénation mentale transitoire. Revue. (Arch. de neurologie, n°s 7 et 8; 1883).

CHARPENTIER. — Nouveau Cas de myxœdème ou cachexie pachydermique. (Progrès médical, n° 5; 1882).

CUSHIER. — New-York Med. Record. Aug. 1882. Arch. of med.; déc. 1882.

HEUROT. — Lésions nerveuses du myxœdème. (Assoc. franç. pour l'Avancement des sciences; 1882).

HÉRON. — Med. Times and Gaz. Janvier 1882. (Communication à la Soc. clin. de Londres. — Discussion.)

HOLLAND. — American Practitioner. September 1882.

M° LANE HAMILTON ALLAN. — A case of myxœdema, with a consider.

of the neurotic orig. of the disease. (Med. Record, dec. 1882).

MARCET. — Clin. Soc. of London. Myxœdema. (The Lancet, jan. 21; 1882).

LEPPILLI. — Del Myxœdema o Cachessia pachydermica. Rivista critica. (Riv. sperim. di Fren. e di Med. Leg., p. 114, fasc. 1 et 2; 1882).

GROCCO DOTT. PIETRO.— Il Myxœdema e la malattia di Bright (Ann. univers. di med., vol 263, anno 1883).

FÉRIS (BAZILE). — Myxœdème et Béribéri, ou Hydroparésie névrovasculaire. (Gaz. hebd. de méd. et de ch., 8 juin 1883).

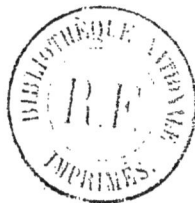